MANUEL

DU

MÉDECIN AUXILIAIRE

MANUEL

DU

MÉDECIN

AUXILIAIRE

Rédigé d'après le *Règlement ministériel du* 6 *avril* 1888.
Concordant également avec le *Règlement du* 10 *janvier* 1884 sur l'examen d'admission au grade d'*aide-major* dans la *réserve* ou dans l'*armée territoriale* des médecins et pharmaciens civils.

PAR

le Dr Henry MUNIER

Médecin-major de 2e classe au 8e Bataillon de Chasseurs à pied.

DEUXIÈME ÉDITION

PARIS

LIBRAIRIE MÉDICALE ET SCIENTIFIQUE EM. LEFRANÇOIS

LIBRAIRE-ÉDITEUR

Rue Casimir-Delavigne, 9 et 10.

AOUT 1890

INTRODUCTION

Ce petit livre s'adresse aux Officiers de santé et aux Étudiants en médecine à 12 inscriptions. Il se propose de les préparer à l'examen d'aptitude qu'ils doivent subir pour être nommés à l'emploi de médecin auxiliaire.

On a cherché à y condenser les divers documents qui peuvent leur être utiles, et qui ne sont pas facilement à la disposition des personnes étrangères à l'armée.

Les Médecins et Pharmaciens de la Réserve et de l'Armée territoriale y trouveront aussi de bonnes indications, notamment en ce qui concerne l'organisation générale de l'armée, ainsi que le fonctionnement du service de santé en paix comme en guerre. Ces notions leur sont indispensables au moment des appels ou de la mobilisation.

Cet ouvrage n'est qu'un simple résumé des règlements militaires : s'il a le bonheur d'être clair et concis, il a atteint son but.

MANUEL
DU
MÉDECIN AUXILIAIRE

par le Dr Henry MUNIER

Médecin-major de 2e classe au 8e Bataillon de Chasseurs à pied

CHAPITRE Ier

Notions générales

L'emploi de *Médecin auxiliaire* est d'institution récente. Il date du 5 juin 1883. On s'est proposé d'imiter une formation connue depuis longtemps en Allemagne sous le nom d'*aide de lazareth*, et destinée au recrutement des sous-officiers de santé.

Ces médecins sous-officiers doivent compléter les cadres en campagne, servir d'aides aux médecins de l'armée, remplir à leur égard le rôle d'un interne vis-à-vis son chef de service. C'est à ce titre que seront employés, pendant la guerre, les jeunes gens titulaires du diplôme d'officier de santé, ou possédant douze inscriptions de doctorat.

Le décret portant création de cette fonction nouvelle créait en même temps l'emploi de *Pharmacien auxiliaire* réservé aux pharmaciens de 2e classe. L'expérience a démontré que cette dernière institution n'était pas suffisamment justifiée, et un décret du 6 avril 1888 supprime l'emploi de pharmacien auxiliaire, sans indiquer l'affectation qui sera donnée aux pharmaciens de 2e classe, dont la situation militaire reste encore indécise.

Ce décret du 6 avril 1888, en ce qui concerne les médecins, se substitue donc à celui du 5 juin 1883 : c'est lui qui sert de base à l'institution des médecins auxiliaires.

Décret du 6 avril 1888

Article premier. — Les officiers de santé et les étudiants en médecine possédant douze inscriptions valables pour le doctorat, compris dans la catégorie des hommes dits à la disposition, ou appartenant soit à la disponibilité, soit à la réserve de l'armée active, soit à l'armée territoriale, peuvent être employés, en cas de mobilisation, au service de santé de l'armée, à l'effet de seconder, dans les corps de troupe, dans les hôpitaux ou dans les ambulances, les médecins du cadre actif, de réserve ou de l'armée territoriale.

ART. 2. — Ils sont nommés à l'emploi de *Médecin auxiliaire*, après avoir subi un examen d'aptitude, dont les matières sont fixées par un règlement spécial.

ART. 3. — La position, dans la hiérarchie militaire, des médecins auxiliaires, est celle des *adjudants-élèves d'administration* du service des hôpitaux. Leur solde, en temps de guerre, est la même que celle de ces adjudants-élèves. Leur uniforme est déterminé par un règlement spécial.

Le règlement en question a été promulgué à la même date que le décret précédent, c'est-à-dire le 6 avril 1888. Il abroge tous les règlements antérieurs ; il est le code des médecins auxiliaires ; il doit être connu d'eux dans toutes ses dispositions.

Règlement du 6 avril 1888

RÉSUMÉ

ARTICLE PREMIER. — *Recensement des Médecins auxiliaires.* — Les Secrétaires des Facultés et des Ecoles de médecine envoient régulièrement au Ministère de la Guerre des bulletins individuels, certifiant l'obtention du diplôme pour les officiers de santé, et la prise de douze inscriptions pour les étudiants en médecine. Ces bulletins sont adressés par le Ministre aux généraux commandant les corps d'armée dans lesquels est situé le domicile des intéressés.

ART. 2. — *Enquête relative à l'honorabilité.*—Faite par la gendarmerie, d'après les ordres des généraux commandant les corps d'armée. Les candidats doivent fournir un extrait de leur casier judiciaire. Ces pièces sont soumises au directeur du service de santé.

ART. 3. — *Liste de propositions.* — Etablie par les directeurs du service de santé et comprenant les candidats ayant subi avec succès l'examen d'aptitude. Les jeunes gens dans ces conditions, c'est-à-dire acceptés à l'examen, mais non encore nommés officiellement, sont dispensés des exercices et manœuvres.

Art. 4. — *Nomination.* — Les candidats, régulièrement présentés par les directeurs du service de santé, sont nommés par les généraux commandant les corps d'armée sur le territoire desquels ils sont domiciliés. Ils sont affectés, selon les besoins, soit aux régiments, soit aux sections d'infirmiers. Il ne leur est pas délivré de lettre de nomination. — Lorsque, dans un corps d'armée, tous les emplois sont occupés, les nouveaux promus sont placés à la suite, et affectés aux sections d'infirmiers. Ils peuvent, dans ce cas, être versés dans un autre corps d'armée, où le recrutement de ces auxiliaires serait insuffisant.

Art. 5. — *Exceptions.* — Ne peuvent être nommés à l'emploi de médecin auxiliaire :

1° Les candidats à qui l'enquête prescrite par l'article 2 a été défavorable ;

2° Ceux qui ont été l'objet d'une des condamnations visées à l'article 1er du décret du 31 août 1878, portant règlement sur l'état des officiers de réserve et de l'armée territoriale. Ces condamnations sont : la perte de la qualité de Français prononcée par jugement ; la condamnation à une peine afflictive ou infamante ; la condamnation à une peine correctionnelle pour délits prévus par les articles 379 à 407 du Code pénal ; la condamnation à l'emprisonnement avec interdiction des droits civiques, civils et de famille ;

3° Ceux qui ont été exemptés pour infirmités par les Conseils de revision ;

4° Ceux qui, après avoir été reconnus bons pour le service par les Conseils de revision, ont été réformés par les Commissions spéciales de réforme.

Art. 6. — *Mobilisation.* — Les commandants des bureaux de recrutement remettent aux intéressés leurs livrets individuels après y avoir porté la mention du nouveau grade. Quand les médecins auxiliaires de réserve sont affectés à un corps alimenté en réservistes par la subdivision de région où ils sont domiciliés, ils se mobilisent dans les mêmes conditions que les réservistes affectés à ce corps. — Dans tous les autres cas, ils rejoignent directement leur lieu de mobilisation, où ils doivent être rendus avant midi, le jour de la mobilisation. A cet effet, les commandants de recrutement détermineront eux-mêmes, s'il y a lieu, le jour et l'heure auxquels les intéressés devront se présenter à la gare d'embarquement.

Art. 7. — *Temps de paix.* — En temps de paix, les médecins auxiliaires sont soumis aux mêmes obligations que les hommes de troupe, en ce qui concerne les changements de domicile et de résidence. — Si l'intéressé change de région de corps d'armée, il est désaffecté du corps auquel il appartenait, pour être affecté à un autre corps dans sa nouvelle région. — En ce qui concerne les convocations pour les exercices et manœuvres du temps de paix, ils sont soumis aux mêmes obligations que les hommes de leur classe et de leur corps d'affectation.

Art. 8 et 9. — *Passage dans la territoriale.* — Chaque année, du 15 au 30 novembre, les médecins auxiliaires qui passent dans l'armée territoriale le 1er juillet suivant, doivent déposer leur livret à la mairie ou à la gendarmerie de leur résidence. — Les livrets sont rendus aux intéressés après le passage dans la territoriale. Ils reçoivent, s'il y a lieu, une nouvelle affectation. Leur mobilisation s'opère comme il a été dit pour la réserve.

Art. 10 et 11. — *Radiation* ou *révocation.* — Le médecin auxiliaire qui a accompli dans l'armée active, la réserve et la territoriale, les vingt-cinq années de service imposées par la loi, est rayé de droit. — Le général commandant le corps d'armée peut, sur le rapport du directeur du service de santé, retirer leur emploi aux médecins auxiliaires. Il s'agit, dans ce second cas, d'une *révocation* par mesure disciplinaire pour faute contre l'honneur, pour inconduite habituelle, pour condamnation correctionnelle, pour fautes graves dans le service ou contre la discipline, etc.

Art. 12 et 13. — *Renonciation* ou *démission.* — Les médecins auxiliaires peuvent, pour convenance personnelle, renoncer à l'emploi dont ils ont été pourvus. Ils sont alors tenus d'adresser cette renonciation au directeur du service de santé du corps d'armée auquel ils ont été affectés. L'offre de renonciation est conçue dans la forme suivante :

Je, soussigné (nom, emploi, corps), offre ma démission de l'emploi qui m'a été conféré par décision du (date), dans le cadre des médecins auxiliaires (de réserve ou de l'armée territoriale). Je déclare, en conséquence, renoncer volontairement et d'une manière absolue aux prérogatives attachées à cet emploi, et me fixer à..... département de..... A..... le..... 18...

Le directeur du service de santé transmet cette offre au général commandant le corps d'armée avec son avis sur les motifs invoqués. Si le général accepte, il en prévient le Ministre, le directeur du service de santé et le commandant du bureau de recrutement.

Ceux à qui leur emploi aurait été *retiré*, par mesure disciplinaire, seraient considérés comme simples soldats et resteraient soumis aux obligations imposées aux hommes de la classe à laquelle ils appartiennent.

Il en sera de même de ceux qui *renonceront* volontairement à leur emploi ; toutefois, ces derniers rentreront, s'il y a lieu, en possession du grade qu'ils possédaient avant leur nomination.

ART. 14. — *Discipline.* — Les médecins

auxiliaires sont soumis à toutes les règles de la hiérarchie. Ils ont la même position que les *adjudants-élèves d'administration des hôpitaux*, et leur pouvoir disciplinaire, réglé d'après leur correspondance de grade, s'exerce dans les mêmes conditions que celui des membres du corps de santé militaire.

Art. 15. — *Solde.* — Leur solde est la même que celle des adjudants-élèves d'administration des hôpitaux.

Art. 16. — *Uniforme.* — Ils sont autorisés à s'habiller à leurs frais et à porter la tenue des *adjudants sous-officiers* des corps auxquels ils sont affectés, ou celle des *adjudants-élèves d'administration*, s'ils sont rattachés à des sections d'infirmiers, *sauf les modifications indiquées plus loin.*

Ceux qui, au moment d'un appel, ne possèdent pas d'uniforme, reçoivent une tenue de *sous-officier* du corps ou de la section d'infirmiers dont ils dépendent. Cette tenue se compose d'habits *neufs* :

Tunique ou dolman de sous-officier ;
Capote ou manteau de troupe ;
Pantalon de sous-officier ;
Képi de sous-officier ;

Ceinturon de sergent-major ou de maréchal des logis chef;

Dragonne en cuir;

Etui de revolver.

Ces effets d'habillements de sous-officier reçoivent les modifications suivantes:

Tunique ou dolman (tunique pour l'infanterie, dolman pour la cavalerie ou l'artillerie). — Les angles du collet seront ornés d'écussons en drap cramoisi. Sur ces écussons sera brodé, en canetille d'or mat, l'attribut spécial du corps de santé. Les brides et boutons servant à fixer les épaulettes seront supprimés.

Insignes de grade. — Au-dessus du parement des manches, parallèlement à son bord supérieur, un galon mélangé d'un tiers de soie rouge et de deux tiers d'argent ou d'or, selon le corps.

Capote ou manteau (capote pour l'infanterie, manteau pour la cavalerie ou l'artillerie). — Le collet de la capote sera orné, à la place de la patte à numéros, d'un écusson brodé semblable à celui de la tunique. Les angles du collet du manteau recevront un écusson analogue. Les manches de la capote ou du manteau ne recevront aucun insigne de grade. Les brides et boutons d'épaulettes seront supprimés.

Képi. — Les cordonnets seront remplacés par une tresse plate en or ou en argent, selon le corps, mélangée d'un tiers de soie rouge. Le calot ne comporte pas de nœuds hongrois.

Armement. — Un revolver, et, suivant le cas, infanterie ou cavalerie, un sabre d'adjudant ou un sabre de cavalerie légère.

Tous les autres effets, tels que ceux de linge et chaussure, resteront à la charge des médecins auxiliaires.

Par exception aux dispositions précitées, les médecins auxiliaires affectés à des régiments de zouaves et de tirailleurs feront usage de la tenue de sous-officiers des sections d'infirmiers, au lieu de porter la tenue des sous-officiers de ces corps.

ART. 17. — *Programme de l'examen d'aptitude :*

Notions sur l'organisation générale de l'armée, la discipline et la hiérarchie militaires ;

Notions sur l'organisation du service de santé à l'intérieur ;

Notions sur l'organisation du service de santé en campagne ;

Fonctionnement des infirmeries régimentaires, composition des sacs et sacoches d'ambulance, des voitures médicales régimentaires ;

Infirmiers et brancardiers régimentaires ; postes de secours ; hôpitaux militaires ;

Secours à donner aux blessés sur les champs de bataille ; bandages et appareils improvisés ; relèvement et transport des blessés ; brancards et voitures improvisés ;

Composition et fonctionnement des ambulances et hôpitaux d'évacuation ; trains d'évacuation ; infirmeries de gare ; convention de Genève.

Art. 18. — Après la prise de la douzième inscription, les étudiants en médecine doivent demander à prendre part à ces examens par une lettre adressée au directeur du service de santé du corps d'armée où ils résident. Ils indiquent exactement leurs nom, prénoms et adresse. Tant qu'ils n'ont pas subi ces examens avec succès, ils conservent leur position militaire antérieure et continuent à faire partie de leurs corps respectifs. Ceux d'entre eux qui ne demandent pas à prendre part aux examens reçoivent d'office une convocation à leur domicile. S'ils ne répondent pas à cette convocation, ils ne peuvent prétendre à passer ultérieurement l'examen que s'ils justifient de motifs légitimes les ayant empêchés de se rendre à cette convocation. L'examen aura lieu, chaque année, à partir du 20 août.

Art. 19. — Les examens sont passés devant un jury, composé d'un médecin-major de 1re classe, président, et de deux médecins-majors de 2e classe. Ils ont lieu dans chaque ville, siège de Faculté ou d'Ecole de médecine. — Le président du Jury remet à chaque candidat reçu, un certificat d'aptitude. — Les étudiants en médecine joindront ce certificat à leur demande lorsque, reçus docteurs en médecine, ils se mettront en instance pour être nommés aide-majors de réserve ou de l'armée territoriale.

En résumé, les jeunes gens reçus officiers de santé ou possesseurs de douze inscriptions pour le doctorat, sont astreints, soit qu'ils le demandent, soit qu'on les convoque d'office, à subir un examen d'aptitude dont les matières sont énumérées à l'article 17.

Ils trouveront dans les chapitres suivants la réponse aux diverses questions de ce programme.

CHAPITRE II

Organisation générale de l'armée

Après la guerre de 1870, l'armée française a été réorganisée sur de nouvelles bases. Ce qu'il importe au médecin auxiliaire de connaître, ce sont les grands principes en vertu desquels ont été décrétés :

1° *L'organisation générale de l'armée* (24 juillet 1873) ;

2° *La composition de l'armée* (13 mars 1875) ;

3° *L'administration de l'armée* (16 mars 1882 et 1er juillet 1889) ;

4° *Les attributions et le mode de fonctionnement du service de santé* (27 mai 1882).

I. — Organisation de l'armée

(*Loi du 24 juillet 1873*)

Le titre Ier de la loi traite de la *Division du territoire* et de la *Composition des Corps d'armée.*

A. — *Division du territoire.* Le territoire de la France est divisé en 18 régions. Chaque région est occupée par un corps d'armée qui y tient garnison. Un 19e corps est affecté à l'Algérie. La région se décompose à son tour en *subdivisions* territoriales.

B. — *Composition d'un corps d'armée.* Chacun des corps d'armée comprend :

1° *Infanterie* : deux divisions. — Une division d'infanterie se compose de deux brigades, une brigade de deux régiments.

Par suite, un corps d'armée renferme 8 régiments d'infanterie répartis en 4 brigades et 2 divisions. Les divisions et les brigades sont désignées par des numéros d'ordre, à la suite, commençant au n° 1 pour le 1er corps. Ainsi le 1er corps se compose des 1re et 2e divisions ; la 1re division se compose des 1re et 2e brigades ;

la 2e division des 3e et 4e brigades. — Les régiments des brigades ne suivent pas l'ordre numérique. En résumé :

Corps	Division	Brigade	Régiment
1er Corps d'armée.	1re Division	1re Brigade	43e Régiment.
			127e —
		2e —	1er —
			84e —
	2e —	3e —	33e —
			73e —
		4e —	8e —
			110e —
2e Corps d'armée.	3e —	5e —	120e —
			128e —
		6e —	51e —
			72e —
	4e —	7e —	54e —
			67e —
		8e —	45e —
			87e —

Ainsi de suite pour tous les autres Corps d'armée. On voit en conséquence que l'armée française se composait, à l'origine, de 18 corps, 36 divisions, 72 brigades, et 144 régiments d'infanterie, plus le 19e corps d'Afrique. Des modifications récentes ont été apportées à cette loi par la loi du 25 juillet 1887, qui a créé 18 régiments régionaux (un par corps d'armée), et qui a porté ainsi l'effectif de l'infanterie à 162 régiments. Voir p. 29.

2° *Cavalerie* : une brigade. Chaque brigade se compose de deux régiments. Il existe donc 36 régiments de cavalerie pour les 18 corps d'armée de l'intérieur. Mais en réalité la cavalerie française est beaucoup plus nombreuse : elle compte 91 régiments, dont 10 d'Afrique. Ceux de ces régiments qui ne sont pas affectés aux Corps d'armée sont réunis en divisions dites *Divisions de cavalerie indépendante*. Leur rôle est de se porter en avant dès le début des hostilités, de couvrir la frontière, d'arrêter et de refouler la cavalerie ennemie, de protéger la concentration des troupes, etc. Comme l'indique leur nom, elles opèrent indépendamment des Corps d'armée.

3° *Artillerie* : une brigade. Chaque brigade comprend deux régiments, avec un nombre de batteries variable. La batterie a six pièces. Ces batteries sont appelées batteries *montées* quand les servants prennent place sur les caissons, et batteries *à cheval* quand tous les servants sont à cheval.

Elles sont réunies en *groupes*. Ainsi, dans chaque Corps d'armée, il y a des groupes de batteries affectés à chacune des divisions (batteries divisionnaires), et des groupes de réserve à la disposition du général commandant le Corps d'armée (batteries de corps). Il existe en outre des groupes de batteries mobiles, (batteries à cheval), qui marchent avec les divisions de cavalerie indépendante.

4° *Génie* : un bataillon.

5° *Train des équipages* : un escadron, divisé en six compagnies. Il est chargé de tous les transports du Corps d'armée : voitures des ambulances, des hôpitaux, de la trésorerie, des postes, convoi administratif des subsistances, boulangerie de campagne, etc. Il conduit également les mulets porteurs de litières ou de cacolets et affectés aux ambulances.

6° *Etats-majors :* du Corps d'armée, des divisions, des brigades.

7° *Services divers* : service de santé, intendance, service vétérinaire, service des subsistances, trésorerie, postes, télégraphes, chemins de fer, etc.

Le Corps d'armée, en tant que troupes, états-majors, services auxiliaires et administratifs, matériel, est organisé d'une manière permanente dès le temps de paix.

Le titre II de la loi a trait au *Commandement*.

Dans chaque région, le général commandant le Corps d'armée a sous son commandement le territoire, les forces de l'armée active, de la réserve, de l'armée territoriale et de sa réserve, ainsi que tous les services et établissements militaires qui sont exclusivement affectés à ces forces.

Le général commandant le Corps d'armée a sous ses ordres un service d'état-major, ainsi que les fonctionnaires chargés d'assurer la direction et la gestion des services administratifs et du service de santé.

Le titre III traite de *l'Incorporation* et de la *Mobilisation*. Pour la mise sur le pied de guerre, le Ministre de la guerre transmet au général commandant le Corps d'armée l'ordre de mobilisation. Le général prescrit à chaque officier commandant le bureau de recrutement de faire connaître immédiatement aux militaires de la disponibilité et de la réserve qu'ils aient à se rendre à leur corps dans le délai fixé par l'ordre de départ.

La mobilisation peut aussi avoir lieu par voie d'affiches et de publication sur la voie publique. En conséquence, tout homme à la disposition de l'autorité militaire devra se mettre en route de façon à arriver à son corps le jour fixé par l'ordre de mobilisation, et sans attendre la notification individuelle d'un ordre de route ou d'appel.

Le titre IV traite de *l'Armée territoriale.* Elle a en tout temps ses cadres constitués.— Elle est formée des hommes domiciliés dans la région. — Ces militaires restent dans leurs foyers et ne sont réunis que sur l'ordre de l'autorité militaire. En cas de mobilisation, ils sont affectés à la garnison des places fortes, à la défense des côtes, des points stratégiques ; ils peuvent être aussi formés en brigades, divisions et corps d'armée destinés à tenir campagne. — L'armée territoriale, mobilisée, est soumise aux lois et règlements qui régissent l'armée active ; elle lui est assimilée pour la solde et les prestations de toute nature.

II. — Composition de l'armée

(*Loi du 13 mars 1875*)

C'est la loi constitutive des cadres et effectifs. Elle a été modifiée par diverses lois qui lui sont postérieures, spécialement par celles du 25 juillet 1887 et du 18 février 1890.

Actuellement, l'armée active comprend :

1° **Les Corps de troupes** de toutes armes, savoir :

a). — Infanterie

162 régiments de ligne à 3 bataillons de 4 compagnies parmi lesquels 18 régiments régionaux ;

30 bataillons de chasseurs à 4 compagnies, parmi lesquels 12 bataillons alpins à 6 compagnies ;

4 régiments de zouaves à 4 bataillons de 4 compagnies ;

4 régiments de tirailleurs algériens à 4 bataillons de 4 compagnies ;

1 régiment de tirailleurs tonkinois, (le 4e ; les trois premiers appartiennent à l'armée de mer) ;

2 régiments étrangers à 4 bataillons de 4 compagnies ;

3 bataillons d'infanterie légère d'Afrique à 6 compagnies ;

4 bataillons de chasseurs annamites ;

5 compagnies de discipline, dont 1 de pionniers et 4 de fusiliers ;

b). — *Cavalerie*. 91 régiments (loi du 18 février 1890), savoir :

14	régiments de	cuirassiers.
32	—	dragons.
21	—	chasseurs.
14	—	hussards.
6	—	chasseurs d'Afrique.
4	—	spahis.

La partie mobile d'un régiment de cavalerie est de 4 escadrons.

c). — *Artillerie*

38 régiments de campagne. Ces régiments sont formés en 19 brigades, à raison de 1 brigade par corps d'armée ; chaque régiment a 13 batteries. Nous avons indiqué plus haut ce qu'on entend par batteries de corps, batteries divisionnaires, batteries montées, etc, (p. 25 et 26).

2 régiments d'artillerie pontonniers ;
10 compagnies d'ouvriers d'artillerie ;
3 compagnies d'artificiers ;
16 bataillons à pied ; bataillons d'artillerie de forteresse remplaçant le train d'artillerie. (Loi du 24 juillet 1883.)

d). — Génie

4 régiments de sapeurs mineurs à 5 bataillons de 4 compagnies.

e). — Train des équipages

20 escadrons, tous stationnés en France.

2° Le personnel de l'**État-major général** et des **Services généraux** de l'armée ; c'est-à-dire les généraux en activité, en disponibilité ou dans le cadre de réserve ; les officiers et les archivistes d'état-major ; le corps du contrôle.

3° Le personnel des **Etats-majors** et des **Services particuliers :** états-majors de l'artillerie et du génie ; — corps de l'intendance ; — corps des officiers de santé ; — officiers d'administration ; — sections de secrétaires d'état-major ; — sections de commis et ouvriers d'administration ; — sections d'infirmiers ; — aumôniers ; — vétérinaires ; — interprètes ; — service du recrutement ; — trésorerie et postes ; — télégraphie ; — chemins de fer ; — écoles militaires ; — justice militaire ; — dépôts de remonte ; — affaires indigènes en Algérie.

4° La **Gendarmerie** : gendarmerie départementale, divisée en 18 légions ; gendarmerie d'Afrique ; gendarmerie mobile ; garde républicaine de Paris ; gendarmerie coloniale.

5° Le régiment de **Sapeurs-pompiers** de la Ville de Paris.

L'**Armée territoriale** comprend également des troupes de toutes armes, savoir, par région de corps d'armée :

4 régiments d'infanterie.
2 escadrons de cavalerie.
1 régiment d'artillerie.
1 bataillon du génie.
1 escadron du train des équipages.

A égalité de grade, les officiers de l'armée active ont toujours le commandement sur les officiers de la réserve ou de l'armée territoriale.

III. — Administration de l'armée

(Loi du 16 mars 1882, complétée par celle du 1er juillet 1889)

1° *Dans un corps d'armée.* — Le général commandant est, sous l'autorité supérieure du Ministre, le chef responsable de l'administration dans son corps d'armée. Les directeurs des différents services sont sous ses ordres immédiats, et ne peuvent correspondre avec le Ministre que par l'intermédiaire du général.

Le commandant du corps d'armée a le devoir de prévoir les besoins, de donner des ordres pour distribuer suivant les besoins et les ressources, de veiller à ce que les troupes soient pourvues de tout ce qui leur est alloué par les règlements, de s'assurer que les approvisionnements sont au complet.

2° *Dans un corps de troupe.* — L'administration intérieure est dirigée par un conseil d'administration que préside le chef de corps. Le chef de corps et le conseil d'administration sont solidairement responsables envers l'Etat.

3° *Contrôle.* — Cette loi a créé un corps de *contrôle* qui a pour objet de sauvegarder les intérêts du Trésor, et de constater dans tous les services l'observation des lois, décrets ou ordonnances qui en régissent le fonctionnement administratif. Les contrôleurs agissent comme délégués directs du Ministre.

4° *Autonomie du corps de santé.* — Cette loi est également très importante pour les médecins militaires : c'est elle qui a posé le principe de leur *autonomie*. Mais la loi de 1882 n'avait pas appliqué ce principe dans toutes ses conséquences ; l'intendance avait encore la haute main sur le service de santé dans plusieurs détails importants : ainsi, c'était encore l'intendance qui était chargée de l'ordonnancement des dépenses, de la vérification de la comptabilité, de la fourniture du matériel et des approvisionnements ; c'était elle qui commandait le personnel administratif adjoint au service de santé, (officiers d'administration du service des hôpitaux et infirmiers des sections).

La *loi du* 1er *juillet* 1889 est venue compléter celle du 16 mars 1882 en donnant une autonomie définitive au service de santé. Les articles 16 et suivants ont, à ce titre, une importance capitale, ils doivent être connus de tous les membres du corps de santé.

Art. 16. — Les directeurs du service de santé dans les corps d'armée, ainsi que les chefs du service de santé dans les hôpitaux, ambulances et établissements pharmaceutiques, sont pris parmi les membres du corps de santé militaire. — Ils ont, en ce qui concerne l'exécution du service de santé, autorité sur tout le personnel militaire et civil attaché d'une manière permanente ou temporaire à leur service. Ils donnent des ordres, en conséquence, aux pharmaciens, aux officiers d'administration, et aux infirmiers des hôpitaux et ambulances, ainsi qu'aux troupes des équipages militaires et aux hommes de troupes momentanément détachés auprès d'eux pour assurer le service de santé. Les infirmiers et hommes de troupe ainsi détachés relèvent de leurs chefs de corps respectifs en ce qui concerne l'administration, la police et la discipline intérieure du corps.

Art. 18. — Les directeurs du service de santé, dans les corps d'armée, ordonnancent toutes les dépenses du service de santé. Ces directeurs, ainsi que les médecins-chefs de service, vérifient la gestion, en deniers et matières, des pharmaciens et officiers d'administration placés sous leurs ordres ; ils leur donnent directement des instructions pour la bonne tenue des écritures et l'observation des lois et règlements sur la comptabilité. Le service de santé est également chargé, sous l'autorité du commandement, d'assurer la fourniture du matériel et des approvisionnements nécessaires aux hôpitaux et ambulances.

Art. 41. — Les sections d'infirmiers sont commandées et administrées par un officier d'administration de leur service. En ce qui concerne la police et la discipline intérieure des corps, les sections d'infirmiers militaires sont placées *sous l'autorité supérieure des médecins militaires chefs du service de santé.*

On voit que, d'après cette loi du 1er juillet 1889, complétant celle du 18 mars 1882, l'autonomie est actuellement définitive, et que l'action de l'intendance ne s'exerce plus sur le service de santé. Les médecins s'administrent eux-mêmes ; ils sont chargés de la fourniture du matériel qui leur est nécessaire ; ils ont l'autorité sur les sections d'infirmiers et sur les officiers d'administration des hôpitaux.

5° *Cadre et hiérarchie du service de santé.* — Ils ont été ainsi fixés par la loi sur l'administration de l'armée :

Médecin *inspecteur général.* — Nombre : 1, (actuellement M. l'inspecteur Colin, de l'Académie de médecine). — Cadre de réserve : 55 ans. — Grade : général de division. — Insignes : ceux du général de division, sans étoiles.

Médecin ou pharmacien *inspecteur.* — Nombre : 9 médecins, 1 pharmacien. — Cadre de réserve : 62 ans. — Grade : général de brigade. — Insignes : ceux du général de brigade, sans étoiles.

Médecin ou pharmacien *principal de 1re classe.* — Nombre : 45 médecins, 6 pharmaciens. — Retraite : 60 ans. — Grade : colonel. — Insignes : cinq galons en or.

Médecin ou pharmacien *principal de 2e classe.* — Nombre : 45 médecins, 6 pharmaciens. — Retraite : 58 ans. — Grade : lieutenant-colonel. — Insignes : cinq galons, (trois en or, et deux en argent).

Médecin ou pharmacien *major de 1re classe.* — Nombre : 320 médecins, 46 pharmaciens. — Retraite : 56 ans. — Grade : commandant. — Insignes : quatre galons.

Médecin ou pharmacien *major de 2e classe.* — Nombre : 480 médecins, 68 pharmaciens. — Retraite : 53 ans. — Grade : capitaine. — Insignes : trois galons.

Médecin ou pharmacien *aide-major de 1re classe.* — Nombre : 300 médecins, 43 pharmaciens. — Retraite : 52 ans. — Grade : lieutenant. — Insignes : deux galons.

Médecin ou pharmacien *aide-major de 2e classe.* — Nombre : 100 médecins, 15 pharmaciens. — Retraite : 52 ans. — Grade : sous-lieutenant. — Insignes : un galon.

A quoi il faut ajouter :

Médecin ou pharmacien *stagiaire ;* (élève du Val-de-Grâce). — Nombre variable ; pas d'assimilation ; uniforme spécial.

Médecin *élève ;* (élève de l'École de Lyon).

Et enfin Médecin *auxiliaire.* — Nombre

variable. — Grade : adjudant. — Insignes : un galon mi-soie, mi-or.

Le cadre des *Officiers d'administration* du service des hôpitaux est ainsi composé :

14 officiers d'administration *principaux ;*

56 officiers d'administration *de* 1re *classe ;*

56 officiers d'administration *de* 2e *classe ;*

112 officiers d'administration *adjoints de* 1re *classe ;*

112 officiers d'administration *adjoints de* 2e *classe.*

Les officiers d'administration ne sont pas assimilés aux divers grades de l'armée.

IV. — Attributions nouvelles et mode de fonctionnement du service de santé

(*Décret du 27 mai 1882*)

1° *Direction générale du service.* — Une *Direction du service de santé* est instituée *au Ministère* de la guerre. C'est la 7e direction. Elle est chargée de traiter toutes les questions concernant le personnel, le matériel et les approvisionnements nécessaires au service.

2° *Direction dans les corps d'armée.* — A chaque corps d'armée est attaché un *directeur du service de santé,* (médecin inspecteur ou principal). Il a l'autorité d'un chef de corps sur tout le personnel concourant au service de santé dans la région. Il a la surveillance du matériel.

3° *Direction dans les établissements hospitaliers.* — Dans chaque hôpital militaire ou ambulance, un *médecin-chef* a autorité sur tout le personnel.

4° *Gestion.* — Dans chacune de ces formations, la *gestion* est confiée au *pharmacien* le plus élevé en grade et à un *officier d'administration gestionnaire*, sous l'autorité du médecin-chef.

Ce décret ne pouvait indiquer que les grands principes du service. Pour les détails et leur application, deux *Règlements* ont été promulgués : l'un sur le *Service de santé à l'intérieur* (28 décembre 1882, remplacé par celui du 25 novembre 1889), l'autre sur le *Service de santé en campagne* (25 août 1884, qui sera bientôt également remplacé). Ces deux règlements seront analysés plus loin. Ils renferment tout ce qu'il est utile de connaître pour assurer le service, soit en paix, soit en guerre ; ils forment le cadre de ce livre.

CHAPITRE III

Discipline et hiérarchie militaires

1° *Hiérarchie.* — La hiérarchie militaire, c'est-à-dire la succession et l'énumération des grades, est trop connue pour que nous y insistions longuement. Il suffit de rappeler que les rangs dans l'armée s'élèvent selon la gradation suivante : soldat ou cavalier, — caporal ou brigadier, — sergent ou maréchal des logis, — sergent-major ou maréchal des logis chef, — adjudant, — sous-lieutenant, — lieutenant, — capitaine, — major ou chef de bataillon, — lieutenant-colonel, — colonel, — général de brigade, — général de division, — général commandant un corps d'armée.

Le Ministre de la guerre est le chef de l'armée.

2° *Subordination.* — Les principes de la *subordination* ont été rappelés, en très beau langage, au commencement du règlement sur le service intérieur. Tout militaire doit connaître cette belle page :

« La discipline faisant la force principale des armées, il importe que tout supérieur obtienne de ses subordonnés une obéissance entière et une soumission de tous les instants ; que les ordres soient exécutés littéralement, sans hésitation ni murmure ; l'autorité qui les donne en est responsable, et la réclamation n'est permise à l'inférieur que lorsqu'il a obéi.

» Si l'intérêt du service demande que la discipline soit ferme, il veut en même temps qu'elle soit paternelle. Toute rigueur qui n'est pas de nécessité, toute punition qui n'est pas déterminée par le règlement ou que ferait prononcer un sentiment autre que celui du devoir, tout acte, tout geste, tout propos outrageant d'un supérieur envers son subordonné sont sévèrement interdits. Les membres de la hiérarchie militaire, à quelque degré qu'ils y soient placés, doivent traiter leurs inférieurs avec bonté, être pour eux des guides bienveillants, leur porter tout l'intérêt, et avoir pour eux tous les égards dus à des hommes dont la valeur et le dévouement procurent leurs succès et préparent leur gloire. »

La subordination s'exerce de grade à grade, c'est-à-dire que tout militaire doit obéir à son supérieur immédiat. Mais elle s'exerce à l'ancienneté, c'est-à-dire que plusieurs militaires du même grade, de service ensemble, doivent obéissance au plus ancien d'entre eux.

Nous avons dit qu'à grade égal, les officiers de l'armée active avaient le commandement sur ceux de la réserve ou de la territoriale. Ces derniers, s'ils n'ont pas servi dans l'armée active, ne peuvent, dans aucun cas, exercer les fonctions soit de chef de corps ou de service, soit de commandant de dépôt.

3° *Marques extérieures de respect.* — Tout militaire doit, en toutes circonstances, soit de jour, soit de nuit, même hors du service, de la déférence et du respect à ses supérieurs, quels que soient l'arme et le corps auxquels ils appartiennent.

L'inférieur prévient le supérieur *en le saluant le premier ;* le supérieur rend le salut.

A grade égal, les militaires *échangent* le salut.

Le *salut militaire* consiste à porter la main droite au côté droit de la visière, la paume de la main en avant, le coude légèrement levé, en regardant la personne qu'on salue.

Si le militaire est assis, *il se lève* pour saluer ; s'il croise un supérieur, il le salue quand il en est à six pas, et continue à marcher en conservant l'attitude du salut jusqu'à ce qu'il l'ait dépassé ; s'il marche derrière lui et le dépasse, il le salue en arrivant à sa hauteur et conserve l'attitude du salut jusqu'à ce qu'il l'ait dépassé.

Le salut ne se renouvelle pas dans une promenade ou dans tout autre lieu public.

Tout militaire qui parle à un supérieur le salue et prend une attitude militaire.

Tout militaire qui passe *devant un drapeau* salue sans s'arrêter.

Les *fonctionnaires* et les *employés* militaires *doivent* le salut et *y ont droit*, suivant leur rang hiérarchique. *A rang égal, le fonctionnaire doit le premier le salut.* On appelle *fonctionnaires militaires* les médecins et pharmaciens militaires, les officiers d'administration, les vétérinaires militaires et les archivistes d'état-major. — On appelle *employés militaires* les adjoints du génie, gardes d'artillerie, gardiens de batterie, portiers-consigne, etc.

Les officiers de douaniers, les officiers de chasseurs forestiers, les agents du Trésor, des postes, télégraphes, chemins de fer, *en uniforme*, ont droit au salut.

Le supérieur, parlant à un inférieur, l'appelle par son grade, en ajoutant le nom, s'il le juge à propos. (Ex. : caporal X.., sergent Z...).

L'inférieur parlant à son supérieur, l'appelle par son grade précédé du mot « mon » (Ex. : mon lieutenant, mon capitaine) ; quand il s'adresse à un caporal ou à un sous-officier autre qu'un adjudant, il l'appelle seulement par son grade. L'adjudant est appelé « Monsieur l'adjudant ».

Tout militaire parlant à un dignitaire, à un fonctionnaire ou à un employé, l'appelle par sa qualification, sans distinction de classe, précédée des mots : « Monsieur le ». (Ex. : Monsieur l'intendant, monsieur le pharmacien-major, monsieur le médecin auxiliaire.)

4° *Correspondance.* — La correspondance militaire est soumise à certaines formalités. Les lettres de service portent en tête l'indication des nom, grade et emploi du signataire. En marge sont mentionnés le corps d'armée, le régiment, etc., ainsi que l'objet de la lettre. Chaque missive porte un numéro d'ordre, et est transcrite, sous ce numéro, sur le registre de correspondance. On supprime, dans les lettres, tout préambule, on expose le fait le plus brièvement possible, et on termine sans aucune formule.

Exemple : Un médecin auxiliaire, attaché à un régiment d'infanterie pendant les manœuvres, veut rendre compte à son chef de service d'un accident survenu au cours d'une marche. Sa lettre sera libellée de la façon suivante (1) :

5° *Permissions.* — Les absences d'une durée moindre de trente jours s'appellent des permissions : au delà de trente jours, ce sont des congés.

Les *permissions* sont demandées, par la voie du rapport, au chef de corps

(1) Voir page 48.

.... Corps d'armée. — .... Division d'inf[ie] — .... Brigade. — .... Régiment. — OBJET : Au sujet d'un accident dans une marche militaire.	*A* .... *le* .... Le Médecin auxiliaire X, du.................................... Régiment d'infanterie, à M. le Médecin-Major de 1re classe, chef de service. MONSIEUR LE MÉDECIN-MAJOR, *J'ai l'honneur de vous rendre compte* .... Signature (sans indiquer le grade.)

(colonel dans un régiment), ou au chef de service (médecin-chef dans un hôpital). Ces autorités ont le droit d'accorder aux sous-officiers et aux soldats jusqu'à trente jours de permission sans solde.

Quand un militaire en permission a besoin d'une *prolongation*, il s'adresse au général commandant la subdivision territoriale où il se trouve domicilié. Mais auparavant, il doit demander le consentement de son chef de corps ou de service.

Les *congés* pour affaires personnelles, sans solde, sont accordés par le général commandant le corps d'armée jusqu'à concurrence de trois mois ; au delà de trois mois, ils sont accordés par le Ministre. Les demandes de prolongation de congé se font au général commandant la subdivision, comme celles de prolongation de permission.

Les militaires absents en vertu d'un titre de congé ou de permission doivent toujours être porteurs de ce titre. Ils doivent rigoureusement se représenter à leur corps à l'expiration de la permission ; sinon ils sont en *absence illégale*, et passibles d'une sévère punition. Si l'absence illégale s'est prolongée au delà de six jours, le militaire peut être déclaré déserteur, et traduit devant le Conseil de guerre.

6° *Punitions.* — Le droit de punir s'exerce en toutes circonstances de temps et de lieu ; tout militaire peut être puni par un militaire de grade supérieur au sien, quels que soient l'arme et le corps de celui-ci.

Les punitions que peuvent encourir les médecins sont les mêmes qui peuvent être infligées aux officiers (ou sous-officiers) du grade dont ils ont la correspondance ; les droits qu'ils ont entre eux, en matière de punition, sont également ceux de ces grades.

Les médecins peuvent *infliger* aux sous-officiers, caporaux et soldats à l'infirmerie, à la salle des convalescents ou à la salle de visite, ainsi qu'au sous-officier d'infirmerie et aux infirmiers régimentaires, les mêmes punitions que les officiers ou sous-officiers du grade dont ils ont la correspondance.

Les *punitions encourues* par les sous-officiers (médecins auxiliaires) sont les suivantes, par ordre de gravité : privation de sortir après l'appel du soir, — consigne au quartier, — consigne à la chambre, — prison, — réprimande du colonel, — ou du chef de service, — rétrogradation, — cassation.

Les *punitions que peut infliger un adjudant* ou un *médecin auxiliaire* sont : à un caporal ou à un soldat, huit jours de consigne au quartier ou quatre jours de salle de police.

7° *Récompenses.* — Les mémoires de proposition pour la Légion d'honneur, pour la médaille militaire, etc., sont établis par les chefs de corps pour les médecins des régiments, par les médecins-chefs, pour les médecins des hôpitaux. Ces mémoires sont adressés, au moment de l'inspection générale annuelle, au directeur du service de santé, qui les annote.

CHAPITRE IV

Service de santé à l'intérieur

I. DISPOSITIONS GÉNÉRALES

Tout ce qui concerne ce service est contenu dans un *Règlement* en date du 25 novembre 1889, lequel a remplacé le règlement précédent du 28 décembre 1883. Les médecins auxiliaires doivent être parfaitement au courant de ce règlement fondamental, ainsi que des notices qui l'accompagnent.

1° *Direction au Ministère.* — Il existe au Ministère de la guerre une direction centrale du service de santé. C'est la 7e direction, analogue aux directions de l'infanterie, de l'artillerie, etc. Ces hautes fonctions sont remplies par un médecin inspecteur, (actuellement M. Dujardin-Beaumetz).

La direction comprend dans ses attributions tout ce qui concerne l'état civil et militaire des membres du corps de santé, les écoles du Val-de-Grâce et de Lyon, la surveillance du matériel des hôpitaux et du matériel de campagne, la statistique médicale, etc.

2° *Comité technique de santé.* — Auprès du ministre et parallèlement à la 7e direction, fonctionne un Comité technique composé de neuf membres, sous la présidence du médecin inspecteur général. Ce comité étudie les questions qui lui sont soumises par le Ministre, il dresse les programmes des examens, il examine et apprécie les dossiers relatifs aux pensions, gratifications renouvables, mise en non-activité pour infirmités.

Le Comité a sous ses ordres un personnel d'études, connu sous le nom de *Section technique*, pour l'aider en ses travaux et préparer les éléments de ses délibérations.

3° *Médecins inspecteurs.* — Outre la part qu'ils prennent aux travaux du Comité technique, les médecins inspecteurs, au nombre de neuf, procèdent chaque année aux inspections médicales du personnel et du matériel de chaque corps d'armée. — Ils président les jurys de concours pour l'agrégation au Val-de-Grâce, pour l'admission à l'école de Lyon ; — ils président également aux examens d'aptitude que doivent subir les médecins-majors de 2e classe du cadre actif, afin d'être classés pour le service hospitalier et pour l'avancement au choix.

4° *Pharmacien inspecteur.* — Il préside les concours ayant trait à la pharmacie ; il est chargé des inspections pour le service pharmaceutique.

5° *Direction dans les corps d'armée.* — Dans un corps d'armée, *le directeur du service de santé* (médecin inspecteur ou principal), exerce son action sur tout le personnel et tout le matériel de santé du corps d'armée.

Ainsi, pour les corps de troupe, il apprécie et note le personnel, il visite les casernements et les infirmeries au point de vue de l'hygiène, il s'assure de la bonne exécution du service, il vise les demandes de médicaments, les états de réforme du matériel, etc.

Dans les hôpitaux, il dirige toutes les mesures concernant l'organisation, l'hygiène, les soins médicaux, la police, l'emploi du personnel, etc.

Dans les magasins, il exerce sa surveillance, s'assure que le matériel et les approvisionnements de mobilisation sont au complet et en bon état d'entretien.

Il tient le contrôle du personnel médical du corps d'armée; il propose au général commandant la répartition des médecins, pharmaciens et infirmiers selon les besoins du service ; il a l'initiative des propositions pour l'avancement et pour la Légion d'honneur ; enfin, il établit la statistique médicale du corps d'armée.

6° *Rapports du service de santé avec l'intendance.* — Depuis la loi du 1er juillet 1889, l'intendance n'exerce plus aucune action sur les établissements hospitaliers. Les attributions qui avaient été réservées aux intendants sont dévolues dorénavant aux directeurs du service de santé ou aux médecins-chefs des hôpitaux.

7° *Recrutement des médecins militaires.* — Bien que cette question ne fasse pas partie intégrante du règlement, il me semble indispensable que les médecins auxiliaires sachent de quelle manière la médecine militaire assure actuellement son recrutement.

L'*Ecole du service de santé militaire*, fermée à Strasbourg par la guerre de 1870, vient d'être rouverte à Lyon (25 décembre 1888). Les jeunes gens qui désireraient connaître en détail les conditions d'admission à cette Ecole, trouveront ces renseignements au *Bulletin officiel* du Ministère de la guerre, partie supplémentaire, p. 217, 1er mars 1889.

Le concours est public et a lieu tous les ans. Le candidat doit justifier qu'il est Français ou naturalisé ; — qu'il a eu moins de 22 ans au 1er janvier de l'année du concours ; — qu'il a été vacciné ; — qu'il n'est atteint d'aucune infirmité pouvant le rendre impropre au service militaire ; — qu'il est bachelier ès lettres (1re et 2e partie), et bachelier ès sciences complet ou restreint ; — qu'il possède quatre inscriptions valables pour le doctorat, et qu'il a subi le premier examen de doctorat.

Ces dispositions n'auront leur effet qu'en 1891, date à laquelle l'Ecole fonctionnera normalement ; cette année encore on y recevra des élèves à huit inscriptions.

Les examens comprennent des épreuves écrites et des épreuves orales dont l'énumération est donnée dans l'Instruction du 1er mars 1889.

L'Ecole de Lyon est une Ecole militaire analogue à Saint-Cyr ou à l'Ecole polytechnique. Les élèves y sont casernés, y portent un uniforme spécial ; ils y reçoivent l'instruction militaire et sont soumis à toutes les règles de la discipline.

Au point de vue scientifique, ils suivent les cours, cliniques, conférences et exercices pratiques de la Faculté de Lyon, dans les mêmes conditions que les étudiants civils. Ils prennent part aux concours (externat, internat, prosectorat, etc.), de la Faculté et de l'administration des hospices. Ils passent leurs examens et leur thèse devant la Faculté. Tout élève refusé deux fois au même examen est licencié de droit.

Outre l'instruction de la Faculté, les élèves reçoivent à l'Ecole un enseignement spécial, sous forme de conférences, exercices pratiques ou interrogations.

Cette instruction complémentaire leur est donnée par des médecins militaires, occupant à l'Ecole les fonctions de maîtres-répétiteurs.

L'Ecole de Lyon est une école payante. Le prix de la pension est de 1,000 francs par an; celui du trousseau d'environ 900 francs une fois payés. Si la famille du candidat n'a pas de ressources suffisantes, elle peut obtenir une bourse, demi-bourse, trousseau ou demi-trousseau. La demande doit en être faite au préfet, et appuyée par une délibération du conseil municipal.

Quand l'élève de Lyon a été reçu docteur, après trois ans de présence à l'École, il est envoyé comme *stagiaire* à Paris, à l'*Ecole d'application de médecine et de pharmacie militaires* (Val-de-Grâce). Là, il reçoit une instruction plus spécialement militaire (maladies et épidémies des armées, blessures de guerre, etc.) Il porte un uniforme spécial, touche une solde de 8 fr. 15 par jour, et reçoit une indemnité de 350 francs pour première mise d'équipement.

Les stagiaires sortent du Val-de-Grâce comme médecins aide-majors de 2e classe. Ils ont contracté, en entrant à Lyon, un engagement de servir au moins pendant six ans dans le corps de santé de l'armée active, à partir de leur promotion à ce grade. Faute de quoi ils doivent rembourser à l'Etat les avances et subventions qui leur ont été allouées.

L'Ecole de Lyon ne reçoit pas de pharmaciens. Les pharmaciens militaires se recrutent actuellement par concours entre les pharmaciens de 1re classe, sous certaines conditions d'âge et d'examens. Les jeunes gens reçus passent une année au Val-de-Grâce, et en sortent comme pharmaciens aide-majors de 2e classe.

CHAPITRE V

Service de santé à l'intérieur

II. SERVICE DES CORPS DE TROUPE

Dans un corps de troupe, le chef de service médical est un médecin-major (de 1re classe pour les régiments d'infanterie et d'artillerie, de 2e classe pour les régiments de cavalerie et les bataillons de chasseurs). Il a sous ses ordres, pour l'exécution du service, des médecins-majors ou aide-majors et éventuellement des médecins auxiliaires. Le personnel subalterne se compose d'infirmiers régimentaires, dont un sous-officier.

Le rôle du médecin-major, en temps de paix, est de veiller à ce qu'aucune cause étrangère ne vienne troubler l'état sanitaire du corps. Deux points importants doivent faire l'objet de sa surveillance :

1° L'hygiène des locaux : faire assurer une aération et une ventilation suffisantes ; empêcher l'encombrement des lits ; être attentif à l'éclosion des maladies contagieuses ; s'assurer que les hommes prennent les soins de propreté suffisants, etc.

2° La bonne qualité des aliments. Non seulement le médecin doit assister aux distributions de pain, viande, conserves, etc., mais encore il doit constater que ces aliments sont convenablement préparés : il visite les cuisines, s'assure qu'elles sont bien tenues et en bon état de propreté ; que les denrées n'y subissent aucune altération, etc.

On sait que l'*eau* est considérée actuellement comme un des facteurs les plus importants dans la propagation des maladies infectieuses, notamment de la fièvre typhoïde. Le fait a été prouvé jusqu'à l'évidence pour les établissements militaires. Le médecin doit donc porter son attention sur la qualité des eaux consommées, veiller à ce qu'elles ne puissent être adultérées par aucune infiltration de fosses, d'égouts, de fumiers, etc. Les eaux de puits et de citerne doivent attirer particulièrement l'attention à ce sujet.

On cherche à ne délivrer aux établissements militaires que des eaux provenant exclusivement de sources : des travaux considérables sont actuellement en exécution pour arriver à ce résultat. Mais aujourd'hui nombre de quartiers sont encore obligés de se contenter d'eau suspecte.

L'administration de la guerre a autorisé pour ces quartiers l'emploi des *Filtres Chamberland* (22 juillet 1889). Toute eau destinée à être consommée doit être préalablement filtrée; les autres prises portent un écriteau : « Défense de boire cette eau. »

Au cas où la pression ne serait pas suffisante pour alimenter ces filtres, les corps sont autorisés à se procurer des *Accumulateurs de pression*, permettant de refouler l'eau dans les batteries de bougies filtrantes (7 février 1890).

Le médecin-major est responsable, envers le chef de corps, de l'exécution du service et de l'hygiène des locaux (chambres, cuisines, salles de discipline, latrines, écuries). Il assure le fonctionnement et la police de l'infirmerie. Il signale au directeur du service de santé tout ce qui intéresse l'hygiène et la santé du régiment, et à cet effet, il lui envoie un *rapport détaillé tous les dix jours*. Ce rapport des dix jours est la seule pièce périodique qui assure les relations entre un médecin chef de service dans un régiment et le directeur du service de santé. Mais il va de soi que tous les incidents importants relatifs à l'hygiène et à la santé du régiment doivent être signalés d'urgence au directeur. Tels sont les accidents graves, les menaces d'épidémies, les faits imprévus ayant un intérêt médical, etc.

Les médecins en sous-ordre se conforment aux instructions qui leur sont données par le médecin-chef de service.

Visite des Malades

La visite est sonnée chaque matin à l'heure prescrite par le tableau de service journalier.

Les malades sont conduits à la salle de

visite par le sergent de semaine (1) de leur compagnie. Ce sous-officier est porteur du *Cahier de visite* de la compagnie.

Ces cahiers de visite sont faits sur un modèle uniforme. Chaque compagnie, escadron ou batterie a le sien. Ils portent la date de la visite, le nom des hommes malades, les renseignements fournis par la compagnie sur ces hommes (homme puni, — rentre de permission, — était hier en état d'ivresse, etc.). Une autre colonne reçoit le nom de la maladie et l'indication du traitement. Enfin, une dernière colonne est destinée à la décision du médecin (exemptions, entrées à l'infirmerie, à l'hôpital, etc.).

Trois cas peuvent se présenter :

1° *Malades à la chambre.* — Le malade n'a qu'une indisposition légère, qui doit disparaître en peu de jours (plaie du pied, embarras gastrique, furoncle, etc.).

---

(1) Pour plus de simplicité, on a pris pour type le service dans l'infanterie. Le service dans la cavalerie et dans l'artillerie est identiquement le même. On n'a qu'à remplacer le mot *compagnie* par celui d'*escadron* ou de *batterie ;* le mot de *caporal* ou *sergent* par celui de *brigadier* ou de *maréchal des logis.*

Le médecin fait sa prescription, qui est exécutée immédiatement par les infirmiers de service ; il porte en regard du nom du malade la mention : Exempt de service. Ces hommes sont dits : *Malades à la chambre ;* ils ne doivent pas sortir du quartier. S'ils ont besoin de médicaments ou de pansements pendant la journée, ils viennent à l'infirmerie, aux heures fixées, pour recevoir les soins prescrits.

Le médecin est en droit d'exempter l'homme d'une partie seulement de son service, selon la nature de l'indisposition : ainsi il peut exempter de sac, exempter de clairon, de gymnase, de marche, etc.

2° *Malades à l'infirmerie.* — Le malade a une indisposition un peu plus sérieuse, qui demande quelques jours de traitement ou qui risque de s'aggraver si on laisse l'homme au grand air. Il est admis alors *à l'infirmerie;* la mention en est portée sur le cahier de visite. Nous étudierons plus loin le fonctionnement de l'infirmerie.

En principe, on ne doit pas conserver à la chambre des hommes obligés de garder le lit. Tout malade qui ne peut rester levé doit être admis à l'infirmerie.

Le médecin n'est pas absolument libre de prendre à l'infirmerie les maladies de quelque nature qu'elles soient. Une note ministérielle du 10 mars 1884 lui fixe les limites dans lesquelles il doit se renfermer et donne la *Nomenclature* des maladies qui peuvent être traitées dans les infirmeries régimentaires.

Cette nomenclature comprend soixante et un numéros : affections fébriles bénignes, maladies vénériennes ordinaires, lésions traumatiques peu profondes et peu étendues. L'infirmerie n'a de ressources que pour traiter des affections légères et peu compliquées ; il s'ensuit que, si un homme est entré à l'infirmerie pour une maladie primitivement bénigne, et que cette maladie vienne à prendre une marche plus sérieuse, le médecin ne doit pas hésiter à envoyer l'homme immédiatement à l'hôpital.

3° *Malades à l'hôpital.*— Enfin, l'homme est atteint d'une maladie sérieuse, qui peut mettre son existence en danger ou qui nécessite des soins délicats. Il est envoyé *à l'hôpital*. Si le cas est pressant, l'homme est envoyé *d'urgence*, c'est-à-dire immédiatement ; sinon on attend au lendemain matin.

Tout homme entrant à l'hôpital doit être porteur d'un *Billet d'entrée*. C'est le médecin du régiment qui établit ce billet d'entrée, et qui y consigne la mention d'urgence, s'il y a lieu, ainsi que les renseignements qui pourront être utiles au médecin traitant : température, traitement déjà institué, symptômes observés, etc. Si le malade peut marcher, il se rend à pied à l'hôpital, conduit par un caporal porteur du billet d'entrée ; dans le cas contraire, il est transporté soit sur un brancard, soit dans une voiture d'ambulance, d'après les usages du corps.

Il va sans dire que si un malade est resté couché et ne peut venir à la salle de visite, le médecin va le visiter à la chambre.

Rapport journalier. — Chaque matin, le médecin fait parvenir à son chef de corps un *Rapport journalier* indiquant le mouvement des malades, le chiffre des hommes à la chambre, à l'infirmerie, à l'hôpital ; les demandes et observations qui peuvent se rapporter au service de santé.

On ne doit pas oublier que le médecin est responsable envers le commandement de tout ce qui concerne la santé des troupes. Il doit, en conséquence, signaler de suite tout ce qui peut porter atteinte à l'état sanitaire, soit dans le régime alimentaire, soit dans le casernement, soit dans les exercices. Pour ces cas exceptionnels, le médecin chef de service doit un rapport motivé non seulement au directeur du service de santé, mais aussi à son chef de corps.

Infirmerie régimentaire

Les malades désignés à la visite journalière comme devant entrer à l'infirmerie y apportent leurs effets d'habillement et du petit équipement. Ces effets sont rangés dans le magasin de l'infirmerie. Les malades conservent leur bourgeron ; ils reçoivent un pantalon, une capote et une paire de pantoufles appartenant à l'infirmerie. Ils sont couchés dans des fournitures spéciales, dites fournitures d'infirmerie.

L'infirmerie est un local du casernement aménagé d'une façon spéciale pour traiter des malades légers. La visite des hommes qui y sont admis a lieu après celle des malades à la chambre. Les prescriptions alimentaires et médicamenteuses sont inscrites sur un cahier spécial, *Cahier de visite*, analogue à celui des hôpitaux, et divisé en deux parties, l'une pour les jours pairs, l'autre pour les jours impairs.

Infirmiers régimentaires. — Les détails du service sont assurés, sous l'autorité du médecin, par un sous-officier et par des soldats infirmiers.

Le sous-officier est chargé de la surveillance du service, de la police intérieure, de la tenue des registres et de toutes les écritures. Il s'assure de la propreté des hommes, des ustensiles et des locaux, et veille à l'exécution des ordres du chef de service.

Les infirmiers sont employés aux soins à donner aux malades, à la préparation des tisanes et des bains, à l'entretien et à la propreté des chambres et du matériel. Il y a toujours un infirmier présent à l'infirmerie, de jour et de nuit.

Les infirmiers régimentaires font,

bien entendu, partie du régiment, et non pas des sections d'infirmiers : malgré la similitude de nom, ce sont deux positions tout à fait distinctes. Chaque année, au moment du départ de la classe, les corps d'infanterie désignent un infirmier par bataillon ; la cavalerie, deux par régiment ; l'artillerie, quatre par régiment. Leur instruction pratique est terminée par un stage de deux mois à l'hôpital. La mention de leur qualité d'infirmiers est portée sur leur livret ; ils peuvent être employés à ce titre dans la réserve ou l'armée territoriale. Nous aurons à en parler de nouveau à propos du service en campagne.

Alimentation des malades à l'infirmerie. — Deux cas se présentent :

1° *Régime ordinaire.* — Le malade peut se contenter de sa nourriture habituelle, il mange *à l'ordinaire*, et il n'y a rien de particulier à en dire. Un infirmier va chercher à la cuisine les gamelles des hommes malades, et les rapporte au réfectoire de l'infirmerie ou au lit du malade, si ce dernier ne peut se lever.

2° *Régime spécial.* — Le malade a besoin d'une alimentation plus délicate ou moins abondante. Il est mis *au régime spécial.* Sa compagnie en est informée, parce qu'elle doit rembourser à l'infirmerie la nourriture du malade. Les prescriptions alimentaires sont portées sur un *Relevé* remis à la cantinière, avec laquelle un marché a été passé pour la préparatien de ces aliments. Ce marché, — approuvé par le chef de corps, — fixe le prix des denrées (bouillon, œufs, lait, vin, viande, pruneaux, confitures), qui peuvent être prescrites aux malades. Ces aliments sont préparés à la cantine avec un soin particulier ; un infirmier va les prendre pour les remettre aux malades désignés.

Les hommes mis au régime spécial sont donc rayés de l'ordinaire de leur compagnie. Par suite, les commandants de compagnie (escadron ou batterie), versent au médecin chef de service : pour les soldats, la portion de la solde journalière qui est prélevée pour l'ordinaire ; pour les sous-officiers, celle qui est fixée par le chef de corps comme taux de leur pension à la cantine. Les suppléments ou indemnités s'appliquant à la nourriture sont compris dans ce versement. Le pain n'est pas fourni en nature : il est remplacé par une indemnité représentative dont le taux est fixé par le Ministre.

Ces divers versements constituent la *Masse de l'infirmerie.* En cas d'insuffisance de la masse, le chef de corps peut ordonner un prélèvement sur les bonis des ordinaires des compagnies.

L'argent ainsi touché est porté sur un registre particulier à la date de chaque prêt ; ce registre s'appelle *Registre d'alimentation.* On y voit figurer les sommes versées, le nom des malades soumis au régime spécial, les aliments prescrits et leur prix. Ce registre est arrêté tous les cinq jours ; la cantinière émarge pour acquit, et le chef de corps appose son visa. Si les recettes dépassent les dépenses, l'excédant s'appelle le *Boni*, et peut être employé à l'achat d'objets de propreté (savon, cuvettes, balais, cire, etc.)

Pharmacie de l'infirmerie. — L'infi merie est pourvue de tous les médicaments et objets de pansement nécessaires au service. Une *Nomenclature* spéciale, très détaillée, les énumère, et le médecin n'a pas le droit de s'en écarter. La nature des médicaments, ainsi que la quantité approximativement nécessaire pour un trimestre y sont spécifiées. Ce matériel est renfermé dans une armoire, avec compartiment spécial, servant *d'armoire aux poisons*, dont la clef est toujours entre les mains du médecin. Toutes les substances dangereuses doivent être revêtues d'une étiquette rouge-orangé.

Tous les trois mois, on renouvelle les médicaments ou le matériel consommés. Le médecin établit des *Demandes spéciales*, conformes à la nomenclature, l'une pour le matériel, l'autre pour les médicaments. Certains de ces objets peuvent être *achetés sur place*, les autres sont fournis par le service des hôpitaux.

Le matériel hors de service est proposé pour la *réforme* à l'inspection générale. La réforme est prononcée par le général inspecteur, et les objets réformés sont remplacés à la première demande trimestrielle.

Indépendamment des médicaments en service courant, le médecin chef de service est chargé de la surveillance et de l'entretien du *Matériel de réserve*. Il s'agit ici des provisions sanitaires que le corps de troupe doit emporter avec lui en temps de guerre, et qui doivent toujours être prêtes à être mobilisées. Nous les énumérerons à propos du service en campagne.

Salle des convalescents. — Elle est destinée à recevoir les militaires sortant des hôpitaux, pendant la durée de leur convalescence, jusqu'à ce qu'ils soient en état de reprendre leur service et de vivre à l'ordinaire. Ces hommes sont soumis aux mêmes règles que les autres malades.

Registres de l'infirmerie. — Ils sont assez nombreux et font l'objet d'une comptabilité sérieuse :

1° Registre *d'incorporation.* Reçoit tous les renseignements médicaux concernant les hommes de troupe, soit avant leur incorporation, soit pendant leur séjour au corps : c'est l'histoire sanitaire de chaque soldat. Au vu de ce registre, on doit savoir dans quel état se trouvait un homme quelconque lors de son arrivée, de quelles maladies il a été atteint pendant son temps de service, combien il a passé de jours à l'infirmerie ou à l'hôpital, dans quel état il a quitté l'armée.

2° Registre des malades *à la chambre*. C'est le relevé des cahiers de visite des compagnies (p. 64);

3° Registre des malades *à l'infirmerie*. Indique les dates d'entrée et de sortie, la maladie, le traitement des hommes admis;

4° Registre des malades *à l'hôpital*. Indique les dates d'entrée et de sortie, la maladie, la destination ultérieure donnée aux hommes entrés à l'hôpital;

5° Registre des *catégories*. Indique les hommes qui se sont trouvés, médicalement parlant, dans une catégorie spéciale. Il est divisé en cinq parties : 1° *Varioleux* (la variole est rare dans l'armée, et les malades atteints de cette affection sont signalés nominativement). — 2° *Congés de convalescence*, avec leurs motifs et leur durée. — 3° *Envoi aux eaux minérales ou aux bains de mer*, avec l'indication de la maladie et le résultat de la cure. — 4° *Sorties définitives pour cause de maladie*, c'est-à-dire congés de réforme n° 1 ou n° 2, (voir plus loin, p. 91). — 5° *Décès*, avec indication de la cause du décès.

6° Registre des *blessures de guerre* ou

accidents survenus dans le service. Il a pour base les certificats d'origine de blessures, dont il sera question plus loin, et sur lesquels on se base pour demander la réforme n° 1 ;

7° Registre des *vaccinations* et *revaccinations ;*

8° Registre des *médicaments* et du *matériel*. Etablissant la situation pécuniaire de l'infirmerie, et indiquant chaque trimestre les objets restants, les objets reçus et les objets consommés.

9° Registre d'*alimentation*. Il en a été question au sujet du régime spécial et de la masse d'infirmerie. (p. 72) ;

10° Carnet *d'enregistrement des bons.* Le médecin ne manie pas de fonds. Les fournitures nécessaires à son service lui sont remises en nature ou sont achetées sur bons, dont le montant est acquitté par le trésorier du corps. Ces bons, signés par le médecin chef de service, sont enregistrés sur un carnet spécial : ils ont pour objet l'éclairage, le chauffage de l'infirmerie, le blanchissage du linge à pansement, s'il n'est pas blanchi sur place, les bandages herniaires, les lunettes. — Le médecin chef de service dans un régiment touche 3 francs par mois pour ses fournitures de bureau.

11° Registre de *correspondance*. La correspondance officielle reçue ou envoyée par le chef de service doit y être consignée, chaque pièce numérotée.

Service extérieur des Corps de troupes

Le médecin chef de service doit visiter les malades de son corps en traitement aux hôpitaux, mais sans s'immiscer dans leur traitement ; il rend compte de sa visite au chef de corps.

Un des médecins, pourvu des instruments et des objets de pansement contenus dans le sac d'ambulance, assiste aux *marches*, aux *manœuvres d'ensemble*, au *tir à la cible* et à la *baignade*. C'est surtout dans ces services accessoires que les médecins auxiliaires pourront rendre de grands services ; aussi est-il indispensable qu'ils connaissent les ressources mises à leur disposition.

Rouleau de secours. — C'est un rouleau porté sur le sac d'ambulance et destiné surtout aux noyés ou asphyxiés. Il renferme un grand peignoir en molleton, avec capuchon, pour envelopper et réchauffer le malade ; une pièce de flanelle et des gants en crin pour faire les frictions nécessaires.

A propos d'asphyxie, il convient de rappeler qu'outre les moyens de réchauffement et de friction renfermés dans le rouleau, il existe dans le sac d'ambulance de l'éther, de l'ammoniaque pour inhalations. Les médecins auxiliaires savent aussi quelles ressources on est en droit d'attendre de la respiration artificielle, longuement et méthodiquement pratiquée.

Sac d'ambulance. — Le 14 février 1887, le sac d'ambulance avait été supprimé dans les approvisionnements du service de santé en campagne et remplacé par les équipements d'infirmiers qui seront décrits en leur lieu. A la date du 23 avril 1888, il a été rétabli et doit être employé concurremment avec lesdits équipements. Ce sac est analogue à un sac de troupe et est porté par un infirmier. Il renferme les objets de première nécessité pour un pansement ou une indisposition : — un casier de médicaments (éther, perchlorure de fer, laudanum, quinine, etc.) ; — une provision de charpie, bandes, linge à pansement ; — des attelles pour les fractures ; — enfin une boîte de chirurgie munie des instruments nécessaires à une opération d'urgence. Cette boîte suffit aux petites opérations qui peuvent être pratiquées à l'infirmerie.

Dans les régiments de cavalerie, le sac d'ambulance est remplacé par une paire de *sacoches*, qui sont adaptées à la selle de l'infirmier, et qui offrent, à peu de chose près, la même composition que le sac d'ambulance.

[NOTA. — Pour que les médecins auxiliaires se familiarisent avec les détails un peu arides que nous venons d'exposer, nous ne saurions trop leur recommander d'aller visiter une infirmerie régimentaire. Ils s'y feront présenter entre autres :

Un cahier de visite des malades d'une compagnie ;

Un billet d'entrée à l'hôpital ;

Un cahier de visite d'infirmerie ;

Les divers registres de l'infirmerie,

particulièrement le registre spécial d'alimentation, le registre d'incorporation et le registre des catégories ;

Enfin, le sac d'ambulance et le rouleau de secours, avec la nomenclature des objets qui y sont renfermés].

CHAPITRE VI

Service de santé à l'intérieur

III. SERVICE DANS LES HOPITAUX

Tous les médecins auxiliaires ayant passé par les hôpitaux, nous n'avons pas à insister sur les détails du service ; ces détails sont sensiblement les mêmes dans les hôpitaux militaires et dans les hôpitaux civils, notamment en ce qui concerne les formalités de l'entrée, les visites, les distributions, le service de la pharmacie, celui des sœurs hospitalières et celui des infirmiers.

Il est beaucoup plus utile d'exposer ici le côté purement militaire et administratif de la question.

Les militaires malades peuvent être

soignés dans trois sortes d'établissements hospitaliers :

1° Hôpitaux militaires proprement dits;
2° Hôpitaux mixtes ou militarisés;
3° Hôpitaux entièrement civils.

1° Hôpitaux militaires proprement dits

Tout y est exclusivement militaire. Les bâtiments appartiennent au service de la guerre, les médecins, pharmaciens, comptables, infirmiers, sont tous des militaires.

Aux termes de la loi du 7 juillet 1877, il devrait y avoir un hôpital militaire par corps d'armée, autant que possible au chef-lieu. Tous les autres hôpitaux militaires sont destinés à être supprimés, (sauf ceux de Paris, de Lyon, et les hôpitaux thermaux).

Ces dispositions ne sont pas encore appliquées : plusieurs corps d'armée ne possèdent pas leur hôpital militaire régional, destiné en principe à l'instruction spéciale du personnel, à la préparation et à l'entretien du matériel nécessaire au corps d'armée pour le service hospitalier en cas de mobilisation.

Direction. — Dans un hôpital militaire, la police et la discipline intérieures sont sous l'autorité du *Médecin-chef*, qui est le directeur de l'hôpital. Les permissions, punitions, propositions quelconques lui sont soumises : il remplit les fonctions de chef de corps.

Médecins traitants. — L'hôpital est divisé en services : fiévreux, blessés, vénériens. Chacun de ces services a pour titulaire un *médecin traitant* qui a la responsabilité de ses malades, sous la haute surveillance du médecin-chef. Celui-ci peut être médecin traitant d'un service, selon l'importance de l'hôpital. Les médecins traitants ont sous leurs ordres des médecins aides-majors pour surveiller l'exécution des pansements et des prescriptions et pour assurer le service de garde. Un personnel de sœurs hospitalières et d'infirmiers est affecté aux différentes salles.

Pharmaciens. — Ils dirigent, sous l'autorité du médecin-chef, le service de la pharmacie ; ils en tiennent la comptabilité. Ils sont chargés des observations météorologiques, des *Analyses chimiques* et *expertises* qui peuvent leur être demandées dans l'intérêt des troupes. Ces analyses concernent principalement des denrées alimentaires, telles que farines, eaux, vins, huiles ; ou des humeurs de malades en traitement, (analyses d'urine, de calculs, etc.). Elles sont consignées à leur date sur un *Registre d'analyses*, faisant connaître les raisons qui les ont motivées. S'il s'agit d'un malade, le nom et le numéro du lit sont mentionnés au registre.

Les médicaments et objets de pansement en usage dans les hôpitaux militaires proviennent, soit des pharmacies d'approvisionnement, soit d'hôpitaux centraux désignés à cet effet. Ils sont délivrés au pharmacien par l'officier d'administration gestionnaire de ces hôpitaux, et font l'objet d'une comptabilité spéciale.

Officiers d'administration. — Le personnel des officiers d'administration forme un corps distinct. Ils sont répartis en quatre sections : 1° officiers d'administration des *bureaux de l'intendance*, — 2° des *subsistances*, — 3° des *hôpitaux*, — 4° de l'*habillement et du campement*. Ce sont les officiers de la 3° section qui sont attachés aux hôpitaux.

Les officiers d'administration ont le *rang d'officier*, mais ils ne sont pas *assimilés*, c'est-à-dire que leurs divers grades ne correspondent pas à des grades analogues dans les corps de troupes. Ils ont droit au salut comme officiers.

A un rang inférieur sont les *adjudants-élèves d'administration*, qui sont répartis en 4 sections comme les officiers d'administration. Ils se recrutent à la suite d'un concours, parmi les élèves stagiaires de l'*Ecole d'administration* établie à Vincennes. Nous avons vu que les médecins auxiliaires étaient assimilés, comme grade et comme position, à ces adjudants-élèves d'administration du service des hôpitaux.

Dans un hôpital militaire, l'officier d'administration le plus élevé en grade est *Gestionnaire*, c'est-à-dire chargé, sous l'autorité du médecin-chef, de la *gestion en deniers et en matières* de l'hôpital. Il commande et administre le détachement d'infirmiers employé à l'hôpital ; il assure l'ordre et la discipline ; il a la charge de tout ce qui concerne l'administration et la comptabilité de l'établissement : achat de matériel ou de denrées ; entretien de la literie, des effets d'habillement, de la lingerie; alimentation des malades et desinfirmiers; dépense; chauffage; éclairage; blanchissage; sépultures, etc. — Il tient les registres et contrôles de l'hôpital : registre des entrées; contrôle du personnel; registres des effets déposés, des décès, des recettes et dépenses, des entrées et sorties des objets de consommation, etc.

Infirmiers militaires. — Les infirmiers forment un corps à part, sous le nom de *Sections d'infirmiers.* Ces sections sont au nombre de 25. Elles sont commandées et administrées par un officier d'administration du service des hôpitaux. Elles sont placées, depuis la loi du 1er juillet 1889, sous l'autorité supérieure des médecins-chefs des hôpitaux, qui remplissent à leur égard le rôle de chefs de corps.

Rappelons qu'il ne faut pas confondre les infirmiers des sections avec les infirmiers des régiments : ces derniers ne sont autres que des soldats des régiments attachés à un service spécial.

Un détachement d'infirmiers est affecté à chaque hôpital militaire. Ces hommes sont divisés en trois catégories :

Infirmiers *commis aux écritures*, employés au bureau des entrées, au bureau du comptable, à la correspondance, etc., etc.

Infirmiers *de visite*, chargés de la tenue des cahiers de visite, de l'établissement des relevés, de la distribution des médicaments et des aliments, de l'exécution des pansements.

Infirmiers *d'exploitation*, employés à la cuisine, à la pharmacie, à la lingerie, au jardin. Dans les salles, ils font les lits, vident les crachoirs et vases, veillent les malades, ont la charge de tous les travaux de propreté. En outre, comme préparation à leur rôle pendant la guerre, ils reçoivent une instruction technique comprenant la manœuvre du brancard, le chargement et le déchargement des voitures d'ambulance, le montage des tentes Tollet, l'installation des appareils Bry dans les trains sanitaires improvisés, la connaissance et l'emploi du matériel de campagne. C'est parmi eux que sont recrutés les *brancardiers d'ambulance* dont il sera question dans le service en campagne.

Entrée des malades. — Nul n'est admis dans un hôpital militaire sans un billet d'entrée (voir p. 67), régulièrement établi, sauf les cas d'extrême urgence.

L'entrant est présenté au médecin de garde et à l'officier d'administration préposé aux entrées, qui établit un *Billet de salle*. Le malade, à son entrée, fait le dépôt des valeurs, bijoux ou argent qu'il peut posséder.

On lui délivre des effets d'hôpital, et on le conduit à son lit.

Traitement et alimentation des malades. — Le règlement du 25 novembre 1889 fixe un nouveau *Tarif alimentaire* pour les hôpitaux militaires. Ce tarif est divisé en trois régimes : grand régime, petit régime et régime des diètes. Chacun de ces régimes comporte trois ou quatre degrés.

Les *menus* sont établis d'avance, pour la semaine entière, par l'officier d'administration gestionnaire, avec approbation du médecin-chef.

Quant au *Traitement* des malades, il ne diffère en rien de celui qui est institué dans les hôpitaux civils. Il est inutile de dire que les militaires malades sont l'objet de tous les soins et de tous les égards que réclame leur situation. On doit seulement faire remarquer, qu'à juste titre, les nouveautés et les hardiesses thérapeutiques ont été proscrites de nos établissements hospitaliers. Le médecin n'a pas le droit de prescrire, ni le pharmacien de demander aux magasins centraux, une substance ou une drogue quelconque. Ils doivent se maintenir dans les limites indiquées par le *Formulaire pharmaceutique des Hôpitaux militaires*, approuvé par décision ministérielle du 17 septembre 1884. Ce formulaire fixe : la matière médicale; — les compositions officinales; — les préparations extemporanées en usage dans les hôpitaux militaires. On a pensé avec raison que les formules complexes et la polypharmacie étaient déplacées dans nos établissements, dont elles compliqueraient stérilement le service. Le formulaire s'est attaché à simplifier le service de la pharmacie, tout en le maintenant à la hauteur de la science.

Il faut ajouter que si le médecin traitant croyait devoir prescrire, dans l'intérêt du malade, un médicament non prévu par le formulaire, il peut toujours le faire, en donnant son ordre par écrit, et en en rendant compte immédiatement au médecin-chef.

Sortie des malades. — Un militaire peut sortir de l'hôpital de plusieurs manières, qu'il est très important de connaître.

1° Sortie par *Billet.* L'homme est guéri ; il peut reprendre son service. Il est renvoyé à son corps avec un billet indiquant la nature et les incidents de sa maladie. Ces renseignements sont portés sur le registre d'incorporation du corps. Si le malade a encore besoin de quelques jours de repos, il est placé à la salle des convalescents dont on a parlé plus haut.

2° Sortie par *Congé de convalescence.* L'homme est guéri, mais il est encore trop fatigué pour reprendre son service. Il est envoyé en convalescence dans sa famille. Le voyage, aller et retour, se fait aux frais de l'Etat. Les congés de convalescence varient de un à trois mois, selon le cas ; ils peuvent être prolongés sur place, jusqu'à concurrence de six mois. A l'expiration de son congé, l'homme rentre à son corps.

3° Sortie par *Congé de réforme* (1). L'homme est dans l'incapacité absolue de reprendre son service, il ne peut plus faire un soldat, on le renvoie de l'armée. Ici, deux cas se présentent : — *a*) ou bien les infirmités du malade sont le résultat d'une blessure reçue dans le service, d'une maladie contractée à l'occasion du service ; — *b*) ou bien les infirmités sont naturelles, complètement indépendantes du service, liées à la constitution de l'homme ou à un accident de la vie ordinaire.

a) Dans le premier cas, *Infirmités contractées au service*, le militaire est réformé par *Congé n° 1*, mais il est indispensable qu'il présente une pièce constatant authentiquement que la maladie dont il est atteint provient bien réellement des fatigues ou risques de la vie militaire. Cette pièce s'appelle le *Certificat d'origine de blessures ou infirmités.* Elle est faite au corps, elle est signée par trois témoins de l'accident, et contresignée par le médecin qui a donné

(1) Cette question de la réforme est spécialement recommandée aux médecins auxiliaires. C'est une question d'examen.

les premiers soins au malade. Il en résulte que, dès qu'il est survenu un accident sérieux dans un service commandé, le médecin de régiment doit en rendre compte au chef de corps, lequel fait établir un certificat d'origine de blessures. C'est la pièce fondamentale sur laquelle le militaire s'appuiera ultérieurement, au cas où ses blessures le rendraient impropre au service.

Le congé de réforme n° 1, non seulement libère l'homme du service militaire, mais encore lui donne des droits à ce qu'on appelle la *Gratification renouvelable.* C'est un secours en argent, (180 fr.) accordé pour deux années, aux militaires réformés n° 1, *lorsque leurs infirmités ont déterminé chez eux une diminution notable de la faculté de travail.* Cette gratification, comme l'indique son nom, peut être renouvelée au bout de deux ans, si l'état du malade ne s'est pas amélioré ; elle peut même être transformée en pension viagère de retraite. — La réforme n° 1 donne encore droit à d'autres avantages, dont le plus important est de conférer la dispense militaire, après un an de présence sous les drapeaux, au frère cadet de l'intéressé.

b) Dans le second cas, *Infirmités contractées hors du service*, le militaire reçoit un *Congé de réforme n° 2*; il est renvoyé dans ses foyers, et se trouve dispensé de toutes les obligations militaires, soit dans la réserve, dans l'armée territoriale, sans avoir droit à aucune faveur.

L'important à retenir, c'est que la réforme n° 1 est réservée aux infirmités contractées au service; qu'elle a pour base un certificat d'origine de blessures; qu'elle peut être : ou simple, si le blessé peut encore travailler, ou accompagnée de gratification renouvelable, si la faculté de travail est diminuée notablement.

Les réformes sont prononcées par une *Commission spéciale de réforme*, composée du général commandant la subdivision, président, du commandant de recrutement, d'un sous-intendant et d'un officier de gendarmerie. Cette commission est assistée de deux médecins militaires, faisant fonctions d'experts. Elle se réunit tous les mois au chef-lieu de la subdivision et prononce sur la réforme, non seulement des hommes en activité de service, mais encore des hommes appartenant à la réserve ou à l'armée territoriale.

On doit ajouter à ce sujet que les réservistes et les territoriaux qui se croiraient un droit à la réforme ne doivent pas attendre les périodes de convocation ou d'appel pour faire valoir ce droit, mais qu'ils doivent se présenter aussitôt que possible à la commission de réforme, après avoir fait une demande au général par l'intermédiaire de la gendarmerie.

4° Sortie par *Retraite.* Non seulement l'homme a contracté une infirmité à l'occasion du service (infirmité qui lui donnerait droit à la réforme n° 1), mais encore cette infirmité est *incurable*, de plus elle met le malade *dans l'impossibilité de gagner sa vie.* Dans ce cas, le malade a droit à une *Pension de retraite*, c'est-à-dire à une rente viagère suppléant à son impotence.

Le taux de cette rente est variable d'après la gravité des blessures. Il existe une *Echelle de gravité des blessures et infirmités*, d'après laquelle les maladies entraînant la retraite sont divisées en *six classes*, comportant chacune un tarif spécial.

1re classe. Perte complète de la vue.

2e classe. Amputation de deux membres.

3e classe. Amputation d'un membre.

4e classe. Perte absolue de l'usage de deux membres. — Infirmités équivalentes.

5e classe. Perte absolue de l'usage d'un membre. — Infirmités équivalentes.

6e classe. Infirmités moins graves.

La retraite ne se donne que pour des maladies contractées au service, par conséquent le certificat d'origine mentionné à l'article précédent forme la base de la demande de retraite.

Nous insistons sur la différence entre le congé n° 1 et la pension de retraite : tous deux se donnent pour maladies survenues dans le service ; mais le congé n° 1 implique simplement l'idée de l'impossibilité de rester dans l'armée, tandis que la retraite implique l'idée d'incurabilité et d'impossibilité pour le malade de pourvoir à sa subsistance.

S'il s'agit d'un officier, la retraite *pour infirmités* s'accorde dans les mêmes conditions. On doit établir : 1° que l'officier a contracté sa maladie à l'occasion du service ; 2° qu'il est hors d'état de rester dans l'armée et d'y rentrer ultérieurement. L'échelle de gravité des blessures est la même que pour les hommes de troupe.

5° Sortie par *Décès*. Les militaires peuvent faire leurs dispositions testamentaires dans les formes prescrites par le code civil. Quand un décès a lieu à l'hôpital, le comptable en donne avis, sans délai, à la famille. Cet avis est adressé, *par le télégraphe*, au maire de la commune où sont domiciliés les parents du militaire décédé.

Les inhumations et les cérémonies religieuses sont réglées par une notice spéciale.

Les frais sont à la charge du service de santé, dans les limites fixées par cette notice. Si les familles veulent donner une plus grande pompe aux funérailles, les frais supplémentaires sont à leur charge.

2° Hôpitaux mixtes ou militarisés

D'après la loi du 7 juillet 1877, les hospices civils sont tenus, dans les localités où il n'existe pas d'hôpitaux militaires, de recevoir et de traiter les malades de l'armée qui leur sont envoyés par l'autorité militaire.

On appelle *Hôpitaux mixtes ou militarisés* ceux dans lesquels il y a des *salles spécialement réservées aux malades militaires*. Ces hôpitaux mixtes sont installés dans toutes les villes dont la garnison atteint le chiffre de trois cents hommes. A cet effet, l'Etat passe, avec la commission administrative de l'hôpital civil, une *Convention* qui détermine : les travaux de construction et d'appropriation à exécuter, le nombre de lits à fournir, et, d'un autre côté, la dette contractée par l'Etat, le prix de journée par chaque malade traité, etc. En résumé, l'administration de la guerre prend en location une partie, un pavillon de l'hôpital civil.

Dans ces hôpitaux mixtes, le service est toujours confié à des médecins militaires *quand l'effectif de la garnison est de* 1,000 *hommes au moins*. Les salles militaires forment alors un petit hôpital spécial dans l'hôpital civil ; elles ont un médecin-chef, des infirmiers militaires ; le service s'y exécute comme dans les hôpitaux militaires ; mais la comptabilité reste complètement entre les mains de *l'économe civil*, représentant la commission administrative de l'hospice ;

Si la garnison n'atteint pas 1,000 hommes, le service des salles militaires peut être fait par des médecins civils. La commission administrative est tenue de mettre à la disposition des militaires malades un nombre d'infirmiers suffisant.

3° Hospices civils proprement dits

Quand la garnison n'atteint pas le chiffre de 300 hommes, l'administration de la guerre *ne peut pas exiger des salles spéciales* pour les militaires malades. Dans ce cas, les malades de l'armée sont admis *dans les salles communes ;* ils sont soumis au régime particulier de l'établissement, et soignés par les médecins civils de l'hospice. Les médecins militaires de la garnison ont le droit de les visiter, mais ils ne peuvent s'immiscer dans le traitement, ni donner aucun ordre dans le service. Le prix de la journée de chaque malade est spécifié dans la convention intervenue entre l'hôpital et le Ministère de la guerre. En un mot, l'Etat passe un marché avec l'hospice pour faire soigner ses malades dans les conditions des malades civils.

Les trois sortes d'établissements que nous venons d'étudier suffisent aux besoins ordinaires et aux affections courantes.

Cependant il est des cas où, pour la nature de leurs maladies, les hommes ont besoin de soins spéciaux. Par exemple, les maladies chroniques nécessitant l'usage des eaux thermales, les affections justiciables de l'eau de mer, l'aliénation mentale, etc.

Hôpitaux d'eaux minérales

Ce sont des hôpitaux militaires ou des hôpitaux mixtes, par conséquent rentrant dans les catégories précédentes. Les militaires sont proposés pour faire usage des eaux minérales soit par les médecins des corps de troupe, soit par les médecins des hôpitaux. Ils subissent une visite et une contre-visite, à la suite desquelles ils sont envoyés aux eaux à des époques déterminées et aux frais de l'Etat. Les établissements à leur disposition sont ceux de : Amélie-les-Bains (4 saisons d'été, 2 d'hiver), Barèges, Bourbonne-les-Bains, Bourbon-l'Archambault, Plombières, Vichy ; plus, en Algérie, diverses stations. Il est indispensable, avant d'y envoyer un militaire, que les moyens ordinaires de traitement aient été employés pendant un temps suffisant et sans succès. La saison dure de un mois à un mois et demi.

Bains de mer

Les militaires pour lesquels l'usage des bains de mer a été jugé nécessaire sont dirigés sur les points suivants : Marseille et Nice, pour la région de la Méditerranée, — La Rochelle, pour la région de l'Océan, — Dunkerque et Calais, pour la région de la Manche.

Si le militaire est valide, il est mis en subsistance dans un corps de troupe du littoral.

S'il a besoin de soins et d'un régime particulier, il est hospitalisé dans la ville sur laquelle il a été dirigé.

Dans les deux cas, il est sous la surveillance du médecin-chef de la station, lequel prescrit les bains aux heures et de la durée qui lui semblent le plus convenables pour le traitement.

Militaires aliénés

Une convention spéciale est établie entre le service de la guerre et les asiles pour le traitement des militaires atteints d'aliénation mentale.

La demande d'admission est établie par le général commandant la subdivision ; elle doit s'appuyer sur un certificat médical détaillé ; elle est adressée, dans les départements, au Préfet ; à Paris, au Préfet de police.

En cas de danger imminent, la demande d'admission est adressée au Commissaire de police, à Paris ; au Maire, dans les autres communes.

Des infirmiers, en nombre suffisant, sont commandés pour escorter le malade jusqu'à l'asile.

Vaccinations et revaccinations dans l'armée

Tout homme, vacciné ou non, jeune soldat, réserviste, dispensé ou territorial, arrivant au corps, est revacciné par le médecin de son régiment. Il était prescrit, jusqu'à ces dernières années, de faire les vaccinations de bras à bras et de se servir, comme vaccinifères, de jeunes enfants auquel on allouait une indemnité spéciale.

Actuellement, la vaccination animale a supplanté la vaccination humaine. On avait d'abord décidé que, dans les villes de garnison, le médecin-chef inoculerait une génisse, qui servirait à vacciner les jeunes soldats des divers corps, au moment de l'arrivée des recrues. Cette génisse devait fournir également le vaccin desséché, en tubes ou en plaques, nécessaire aux formations de campagne ou à l'approvisionnement des places fortes.

Mais on a voulu centraliser davantage encore le service de la vaccine : on ne saurait admettre qu'un homme, quelle que soit sa situation, passe par l'armée sans être fraîchement revacciné.

Le 21 novembre 1888, on a créé cinq *Instituts vaccinogènes* militaires : au Val-de-Grâce, à Châlons, à Bordeaux, à Alger et à Philippeville. Ces établissements fonctionnent en permanence, et sont à même de fournir aux médecins des corps de troupe le vaccin nécessaire à une époque quelconque de l'année.

Le produit fourni par ces instituts est la pulpe glycérinée.

Il est ainsi possible de vacciner, non seulement les jeunes soldats à leur arrivée au corps, mais encore les réservistes et les territoriaux convoqués dans les régiments pour une période d'instruction. Ces derniers ne sont revaccinés qu'autant qu'ils n'ont pas subi l'opération avec succès depuis moins de huit ans (15 août 1889).

Les résultats de ces opérations sont portés sur le livret de chaque homme ; ils sont récapitulés ensuite sur le registre des vaccinations mentionné plus haut.

Statistique médicale de l'armée

Chaque année, le département de la guerre publie la *Statistique médicale de l'armée française*, par les soins de la 7e direction. Ce travail, qui, depuis quelques années, devient extrêmement remarquable, est établi à l'aide des rapports fournis par les médecins des corps de troupe et par les médecins des hôpitaux.

A cet effet, il existe une *Nomenclature générale*, dans laquelle sont classées, par sections et par numéros, toutes les maladies susceptibles d'être observées dans l'armée.

Les corps de troupe fournissent chaque mois un *Compte rendu mensuel* sur lequel figurent, dans l'ordre de cette nomenclature, les maladies traitées pendant le mois à l'infirmerie ou à l'hôpital, ainsi que le chiffre total des indisponibles à la chambre.

Ces renseignements sont récapitulés, en fin d'année, dans un *État statistique annuel*, qui donne l'histoire médicale du corps pendant l'année.

Les hôpitaux fournissent, de la même manière, un compte rendu mensuel et une statistique annuelle.

Ces divers états sont centralisés par le médecin directeur du service de santé de chaque corps d'armée, qui fait un travail d'ensemble, envoyé au Ministre.

La réunion et la discussion de ces documents pour les 19 corps d'armée se fait au Ministère, à la section technique, et permet d'établir la statistique générale.

Désinfection

La désinfection des locaux, vêtements, literie, etc., est de pratique courante dans l'armée. Dès qu'il s'est déclaré un cas de maladie contagieuse, il est prescrit, non seulement de purifier les habits et la fourniture du malade, mais encore d'évacuer la pièce et de la désinfecter le plus scrupuleusement possible.

Ces désinfections se font sur l'ordre du chef de corps si elles sont peu importantes, ou du Ministre si les locaux sont considérables.

Pendant longtemps, on s'est borné à l'emploi de l'acide sulfureux (30 gr. de soufre sublimé par mètre cube) : on désinfectait ainsi à la fois les locaux et les effets.

Depuis quelques années, on emploie beaucoup les *Etuves* avec générateur à vapeur sous pression (système Geneste et Herscher). Plusieurs corps d'armée sont pourvus d'une de ces étuves mobiles qui peut être temporairement mise à la disposition des corps ou services. — Ce courant de vapeur humide, sous pression, entre 112 et 115 degrés est un des procédés de désinfection les plus actifs ; mais il ne peut servir que pour les habits et la literie.

Pour les chambres, on revient aux lavages antiseptiques. Les solutions le plus usitées sont : l'acide phénique à 5 0/0 ; le bichlorure de mercure à 1 0/00 ; le lait de chaux à 20 0/0 ; le sulfate de cuivre à 2 0/0 et le chlorure de zinc à 5 0/0. Ces lavages se font avec des pinceaux ou des éponges ; ou mieux, à l'aide de *Pulvérisateurs* spécialement construits pour cet usage.

CHAPITRE VII

Service de santé en campagne

DISPOSITIONS GÉNÉRALES

Tout ce qui concerne ce service est indiqué dans un *Règlement* en date du 25 août 1884.

Ce règlement doit être prochainement remplacé, comme vient de l'être celui du service à l'intérieur ; mais il est probable que les modifications qui y seront introduites auront simplement pour but de le mettre en harmonie avec la loi du 1er juillet 1889, c'est-à-dire de donner au service de santé en campagne une autonomie complète.

Les grands principes, ainsi que les détails du service resteront certainement les mêmes.

I. — Objet du service

1° La prévision, la préparation et l'exécution des *mesures d'hygiène* destinées à assurer le bon état de santé des troupes ;

2° Les *premiers soins* à donner aux malades ou blessés, en marche, en station et sur le champ de bataille ;

3° — (*a*). Le *triage* méthodique des malades ou blessés ; — (*b*). Le *traitement sur place* des hommes atteints légèrement ou de ceux au contraire atteints très gravement et ne pouvant être transportés ; — (*c*). *L'évacuation* rapide vers l'arrière de tous les autres malades et blessés ;

4° Les mesures à prendre pour combattre les *épidémies* et pour protéger le territoire national contre leur importation ;

5° L'initiative des mesures à prendre pour l'extension des établissements hospitaliers de la mère patrie et la création *d'établissements nouveaux ;*

6° Le service de santé dans les *sièges*.

II. — Division du service

Le service de santé en campagne se divise en deux grandes lignes :

1° *Service de l'avant*, dépendant des généraux commandant les armées ;

2° *Service de l'arrière*, relevant de la direction des étapes.

Ces deux grandes lignes se subdivisent à leur tour en divers échelons, qu'il est absolument indispensable de connaître et qui sont indiqués dans le tableau suivant :

Service de l'avant	....	1° Service régimentaire (postes de secours). 2° Ambulances. 3° Hôpitaux de campagne.
Service de l'arrière	Hospitalisation sur place	1° Hôpitaux de campagne temporairement immobilisés. 2° Hôpitaux permanents des territoires occupés. 3° Hôpitaux auxiliaires créés par des sociétés de secours ou des particuliers.
	Évacuation.	4° Hôpitaux d'évacuation. 5° Infirmeries de gare et de gîte d'étape. 6° Transports d'évacuation (trains et convois).

Nous attirons spécialement l'attention des médecins auxiliaires sur les divisions de ce tableau : c'est le résumé du service en campagne.

Ces différentes formations sanitaires seront étudiées successivement et en détail. Mais nous devons auparavant donner une idée générale de l'ensemble du service.

III. — Direction du service

Médecin directeur du Corps d'armée. — En campagne, comme en temps de paix, un *médecin-directeur* (médecin principal), est à la tête du service de santé du corps d'armée mobilisé. Si plusieurs corps d'armée sont réunis pour former une armée, le directeur du service de santé de cette armée est un médecin inspecteur. Si plusieurs armées opèrent sur le même théâtre, la direction sanitaire est entre les mains du médecin inspecteur général.

Les attributions d'un médecin-directeur en campagne se rapprochent notablement de celles que nous avons indiquées à propos du service à l'intérieur.

Le médecin-directeur est l'agent responsable du commandement pour tout ce qui concerne l'exécution du service sanitaire. Il exerce son action sur le personnel, comme en temps de paix; il surveille le matériel; il fait exécuter les ordres du général commandant et prend l'initiative des propositions à lui soumettre en vue de faire face aux éventualités de la guerre.

Médecin-chef d'une division. — A chaque division d'infanterie est attaché un *médecin-chef de la division* (médecin principal de 2e classe), qui joue à l'égard de la division le même rôle que le médecin-directeur à l'égard du corps d'armée.

Médecin-chef d'une ambulance, etc. — Dans chaque formation sanitaire (ambulance, hôpital, infirmerie de gare, convoi d'évacuation, etc.), il existe un *médecin-chef*, qui a la haute direction du service.

Médecin chef de service dans un corps de troupe. — Dans chaque corps de troupe, se trouve un *médecin chef de service*, comme en temps de paix.

Ces divers chefs de service, dans la

division, l'ambulance, le régiment, sont sous les ordres du médecin directeur du corps d'armée; ils lui fournissent des rapports et lui adressent leurs demandes.

IV. — Personnel

Médecins. — Les médecins en sous-ordre dans les régiments, les hôpitaux, les ambulances, les convois d'évacuation, etc., se partagent le service d'après les instructions du médecin-chef. Ils assurent le traitement des malades et blessés, la bonne tenue des cahiers, l'exécution des mesures prescrites, etc.

Pharmaciens. — Des pharmaciens sont attachés, en campagne, aux ambulances et aux hôpitaux. Ils ont les mêmes attributions qu'en temps de paix, c'est-à-dire qu'ils assurent l'approvisionnement en médicaments des corps de troupe et des ambulances, — ils assurent le service pharmaceutique des hôpitaux, — ils participent aux vérifications inopinées des boissons débitées dans les camps et cantonnements, — ils prennent part à l'exécution des mesures d'hygiène prescrites pour l'assainissement (désinfection, ensevelissement des morts), — ils exécutent les analyses et expertises prescrites par le commandement et en notent le résultat sur le carnet d'analyses.

Officiers d'administration. — Mêmes fonctions qu'en temps de paix. L'officier d'administration gestionnaire d'une ambulance ou d'un hôpital de campagne assure l'alimentation, le couchage, etc., des blessés, des infirmiers et de tout le personnel, comme dans un hôpital de l'intérieur. Il remplit de plus les fonctions d'officier de l'état civil, en ce qui concerne les décès.

Infirmiers. — Ils appartiennent aux sections et ont les mêmes affectations qu'à l'intérieur. Ils s'occupent des soins et de la garde des malades, de l'appropriation et de l'entretien des locaux, de la tenue des écritures, selon qu'ils appartiennent à la catégorie des infirmiers commis aux écritures, à celle des infirmiers de visite, ou à celle des infirmiers d'exploitation. Il faut seulement remarquer que, parmi les infirmiers d'exploitation attachés aux ambulances, une partie remplit les fonctions de *Brancardiers.* Il n'y a aucun rapport entre ces brancardiers d'ambulance, qui font partie des sections, et les brancardiers des régiments, qui sont des hommes de troupe affectés momentanément au relèvement des blessés.

En campagne, les infirmiers perçoivent du service des subsistances les prestations en nature réglementaires. Ils *font ordinaire*, comme un corps de troupe quelconque.

Aumôniers et Ministres des Cultes. — Attachés aux ambulances et aux hôpitaux. Chaque ambulance possède un aumônier catholique. Il existe en outre, dans chaque corps d'armée, un ministre du culte protestant et un du culte israélite, attachés à l'ambulance du quartier général. Les aumôniers catholiques ont à leur disposition une *Chapelle de campagne* qui fait partie des approvisionnements du service de santé.

Les aumôniers sont sous l'autorité du médecin-chef. Ils sont assimilés aux capitaines de 1re classe montés. Cependant ils ne sont pas assujettis aux punitions militaires ; ils font l'objet d'un rapport disciplinaire spécial, s'il y a lieu. Ils ne doivent s'immiscer dans aucun détail administratif, et se borner aux pratiques religieuses. Ils ne doivent accepter des malades ou blessés aucun dépôt d'effets ni de valeurs.

Médecins auxiliaires. — Secondent, dans les corps de troupe et dans les formations sanitaires, les officiers de santé du cadre actif, de la réserve et de l'armée territoriale.

Leur uniforme, leur armement, leur situation militaire ont été indiqués plus haut. Ils doivent savoir, au point de vue de leur subsistance en campagne, que le *service des subsistances* est chargé de l'alimentation des troupes en guerre, officiers, sous-officiers et soldats. En conséquence, chacun des combattants reçoit de ce service un nombre de *Rations* proportionné à son grade ; ces rations comprennent : le pain, la viande, le vin, les légumes, sucre, café, eau-de-vie, etc. — Les médecins auxiliaires reçoivent chacun une ration par jour. Ceux qui sont attachés aux corps de troupe réunissent leurs rations à celles des adjudants de bataillon et mangent avec ces sous-officiers. Ceux attachés aux ambulances ou hôpitaux, mangent avec les adjudants-élèves d'administration.

En aucun cas les médecins auxiliaires ne peuvent être *chefs de service*.

Détachement du train. — Des détachements du train des équipages sont affectés aux ambulances et aux hôpitaux de campagne, pour la conduite des voitures, des fourgons et des mulets porteurs de litières ou de cacolets.

Ces détachements sont commandés par un officier ou sous-officier du train. Ils sont sous l'autorité du médecin-chef pour tout ce qui concerne le service sanitaire. Ils continuent à relever de leur chef hiérarchique pour tout ce qui concerne l'administration, la police et la discipline intérieures.

Ils doivent veiller au bon état d'entretien des moyens de transport, procéder aux réquisitions de voitures, faire aménager ces voitures pour le transport des blessés, diriger les convois de l'ambulance sur le poste de secours ou sur l'hôpital de campagne.

Ils sont neutralisés comme il sera dit plus loin.

V. — Matériel

Le matériel de campagne fait l'objet de nomenclatures détaillées pour les corps de troupe et les diverses formations sanitaires. Les objets qui le composent sont réunis en groupes, sous le nom d'*Unités collectives*.

Chaque corps de troupe, même en temps de paix, a son matériel de campagne au complet et prêt à être utilisé. Le médecin-major chef de service en a la garde et l'entretien, sous la surveillance du conseil d'administration. Il met en consommation et remplace au fur et à mesure les objets arrivés à leur limite de conservation.

De même, le matériel des formations sanitaires : ambulances, hôpitaux, trains d'évacuation, etc., est rassemblé dans les docks ou magasins du corps d'armée dès le temps de paix. Il est tenu au complet et en bon état d'entretien par les soins des officiers d'administration gestionnaires.

En campagne, quand le matériel tend à s'épuiser, on pourvoit à son remplacement par des demandes adressées au directeur du service de santé du corps d'armée, qui prescrit le mode de réapprovisionnement. Ainsi, les corps de troupe renouvellent leur matériel au moyen de versements que leur font les ambulances et les hôpitaux de campagne. Les formations sanitaires (ambulances, hôpitaux, etc.) se recomplètent au moyen d'achats sur place, de réquisitions, de demandes faites aux dépôts d'approvisionnements, etc.

VI. — Neutralité

Le personnel, le matériel sanitaire de toute sorte affectés aux corps de troupe, aux ambulances et aux hôpitaux de campagne, est neutralisé. Il porte l'insigne international, en vertu de la convention de Genève. Nous développerons, dans un chapitre spécial, les conséquences et les limites de cette neutralité.

CHAPITRE VIII

Service de santé en campagne

SERVICE DE L'AVANT

A. — Corps de troupes

Quand un régiment part en campagne, il emmène avec lui, en personnel et en matériel, tout ce qui lui est nécessaire pour donner les premiers soins à ses blessés.

Prenons, par exemple, un régiment d'infanterie, et voyons les ressources qu'il possède, au point de vue sanitaire.

I. — Personnel

1° *Médecins.* — Le régiment possède, sur le pied de guerre, six médecins : un médecin-major de 1re classe, chef de service, un médecin aide-major de l'armée active, un médecin aide-major de la réserve et trois médecins auxiliaires. Ils portent le brassard de la Croix-Rouge ; ils ont comme armement l'épée et le revolver ; les médecins officiers portent la giberne. — Comme le régiment comprend trois bataillons, on voit qu'il peut affecter 2 médecins, 1 docteur et 1 auxiliaire, à chaque bataillon.

2° *Infirmiers régimentaires.* — Au nombre de 12 par régiment, c'est-à-dire 4 par bataillon ; nous avons déjà indiqué leur recrutement en étudiant le fonctionnement des infirmeries régimentaires. Ces infirmiers *sont neutralisés ;* ils portent le brassard de la Croix-Rouge. Par suite, ils ne sont pas armés du fusil ; ils n'ont simplement qu'un sabre-baïonnette.

3° *Brancardiers régimentaires.* — Au nombre de 52 par régiment, c'est-à-dire 16 par bataillon, plus 3 caporaux et 1 sous-officier. Ces brancardiers sont fournis par les *musiciens* et *ouvriers réservistes.*

A cet effet, un *cours de brancardiers* est professé dans chaque régiment, en temps de paix, par le médecin du corps. A ce cours assistent : 1° l'ouvrier tailleur et l'ouvrier cordonnier de chaque compagnie ; 2° les musiciens ou fanfaristes. Ces hommes, une fois exercés à la manœuvre du brancard et aux soins à donner sur le champ de bataille, sont inscrits comme brancardiers lors de leur passage dans la réserve, et sont affectés à ce service en cas de mobilisation.

Les brancardiers régimentaires *ne sont pas neutralisés : ils sont armés du fusil* et marchent avec leur compagnie. Ils ne quittent le rang qu'au moment du combat, sur l'ordre du chef de corps, pour venir se grouper autour du médecin chef de service. Après le combat, ils rentrent dans le rang. Comme insigne de reconnaissance, ils portent un *brassard spécial* en drap bleu, sur lequel est cousue une croix de Malte en flanelle blanche, renversée et reposant sur deux de ses branches.

4° *Conducteurs de voitures médicales régimentaires.* — Ils sont au nombre de 3 par régiment ; (nous allons voir que chacun des trois bataillons a sa voiture médicale et, par suite, son conducteur).

Ils sont neutralisés et portent le brassard de Genève.

5° *Soldats-ordonnances des médecins.* — Sont également neutralisés, portent le brassard et n'ont pas de fusil.

II. — Matériel

1° *Equipement des médecins.* — Les médecins sont porteurs de leur trousse, renfermée dans une giberne ; ils ont en outre la libre disposition de tout le matériel du corps qui va être énuméré.

2° *Equipement des infirmiers.* — Le matériel à pansement, porté par les infirmiers régimentaires, est renfermé dans le *sac d'ambulance*, et dans un équipement spécial appelé *Équipement d'infirmier régimentaire.*

Le sac d'ambulance a été décrit plus haut, (p. 78); il en existe un par bataillon.

Les équipements d'infirmier sont au nombre de 12 par régiment, autant que d'infirmiers. Chaque équipement comprend les objets suivants :

a). — Une *Trousse d'infirmier*, analogue à la trousse d'infirmier de visite et renfermant : ciseau, pince à pansement, rasoir, spatule, stylet à pansement, porte-mèche. Cette trousse est portée dans la musette.

b). — Un *Sac d'infirmier*. C'est le havresac ordinaire du soldat, dans lequel l'infirmier place ses effets. Ce sac renferme, comme on sait, un tiroir à cartouches contenant sept paquets de cartouches. Comme l'infirmier n'a pas de fusil, le tiroir à cartouches est transformé pour lui en *Tiroir à pansement*. Les sept compartiments, au lieu de contenir des cartouches, contiennent des bandes, des compresses, du coton comprimé, de la charpie comprimée. — En outre, appliqué au côté de ce sac, à l'endroit où s'ajuste l'outil portatif pour les autres soldats, s'adapte pour l'infirmier *Etui à attelles* renfermant des lacs, du grand linge, des attelles à fracture en bois et en fil de fer.

c). — *Deux cartouchières médicales*. De même que pour le sac, ce sont les cartouchières ordinaires du soldat ; elles sont divisées chacune en trois compartiments, pour trois paquets de cartouches ; et comme l'infirmier n'a pas besoin de cartouches, les compartiments de ses cartouchières sont remplis de flacons ou de matériel à pansement : chloroforme, iodoforme, éther, quinine, opium, émétique, iode, bismuth, ipéca, éponges, diachylon, etc. — Ces cartouchières ferment à cadenas dont les clefs sont entre les mains du médecin ; elles portent les numéros 1 et 2 ; la cartouchière numéro 2, du sergent infirmier, renferme la clef de Garengeot.

d). — Un *Bidon* d'un litre, en bandoulière, pour désaltérer les blessés.

e). — Une *Musette à pansement*, la même que celle des brancardiers, et renfermant en outre la trousse.

[On peut maintenant se représenter facilement un infirmier régimentaire en tenue de campagne : pas de fusil, — un sabre-baïonnette, — un brassard de la Croix-Rouge, — une trousse dans sa musette, — un bidon, — un sac avec son tiroir à pansement et son étui à attelles, — deux cartouchières médicales. L'infirmier porteur du sac d'ambulance place son sac personnel sur la voiture médicale régimentaire. Le matériel destiné aux infirmiers doit être porteur de la Croix-Rouge.]

3° *Équipements des brancardiers.* — Les brancardiers régimentaires portent, comme matériel sanitaire :

a). — Une *Musette à pansement*, renfermant : bandes, compresses, épingles, charpie antiseptique, pelote compressive pour l'arrêt des hémorragies, etc.

b). — Un *Bidon* d'un litre.

Ils portent aussi, bien entendu, les brancards ; mais ces brancards sont renfermés, jusqu'au moment du besoin, dans la voiture médicale.

[Brancardier régimentaire sur le pied de guerre : armement ordinaire, fusil, sac, etc., — un brassard spécial de brancardier, — une musette à pansement, — un bidon, — au combat, un brancard. Le matériel des brancardiers ne porte pas l'insigne de Genève.]

4° *Voiture Médicale régimentaire.* — Le matériel énuméré jusqu'ici est de petit volume et portatif. Il est destiné aux cas urgents et ne peut servir qu'à un faible nombre de blessés. On comprend qu'il serait bien insuffisant pour assurer le service sanitaire du régiment pendant un combat.

Aussi, a-t-on doté les corps de troupe d'un matériel plus important, pouvant faire face aux nécessités d'une action meurtrière. Ce matériel est transporté sur des voitures à deux roues, appelées *Voitures médicales régimentaires.* Il en existe *une par bataillon*, par conséquent, trois par régiment.

On ne saurait atteindre ici une nomenclature détaillée de tous les objets contenus dans la voiture médicale : cette nomenclature forme à elle seule une petite brochure.

Il suffira d'indiquer sommairement que la voiture médicale renferme :

a). — *Deux Cantines médicales*, n° 1 et n° 2. — La cantine médicale numéro 1 renferme surtout les *Médicaments* nécessaires en campagne : ammoniaque, chloroforme, iodoforme, sublimé, éther, quinine, ipéca, thé, calomel, perchlorure, etc. — Elle renferme également du matériel, tel que bandes, linge à pansement, coton cardé, ventouses, charpie antiseptique. — Toute la charpie employée dans les approvisionnements de campagne est en paquets comprimés ;

elle a subi une préparation antiseptique, soit au bichlorure de mercure, soit à l'acide borique, soit à l'acide phénique. Elle est enveloppée dans du parchemin de couleur différente selon la nature de l'antiseptique : (voir plus loin).

Cette même cantine numéro 1 contient en outre des solutions mères de bichlorure et d'acide phénique, qui permettent d'improviser sur place un pansement antiseptique.

La cantine médicale numéro 2 renferme surtout le *Matériel à pansement :* bandes, grand et petit linge, coton cardé et comprimé, bandages à fracture, attelles en bois et en fil de fer, gouttières en fil de fer pour la jambe et la cuisse. Elle contient en outre une lanterne à réflecteur, à l'usage des brancardiers, afin de faciliter la recherche des blessés pendant la nuit.

b). — *Deux Paniers de réserve*, n° 1 et n° 2. — Ces paniers sont composés de la même manière que les cantines ; ils contiennent les mêmes objets, en plus grande quantité, et servent à renouveler l'approvisionnement des cantines quand il est épuisé.

Le panier numéro 1 renferme en double les médicaments de la cantine numéro 1.

Le panier numéro 2 renferme des objets de pansement, et, en outre, des coussins matelassés pour les gouttières, des pelotes compressives de Larrey, des musettes de brancardiers (vides), de l'eau-de-vie, le carnet de diagnostic et les fiches de diagnostic, dont il sera question plus loin.

c). — Divers *Objets chargés en vrac* dont les plus importants sont :

Huit *Brancards d'ambulance* avec bretelles. Il existe donc huit brancards par bataillon, et vingt-quatre par régiment.

Deux *Fanions d'ambulance* avec leurs hampes. Ces fanions, l'un tricolore, l'autre portant la croix de Genève, sont plantés en avant du poste de secours, et servent à le signaler aux troupes.

Deux *Lanternes marines*, l'une rouge, l'autre blanche. Destinées à signaler le poste de secours pendant la nuit, en remplacement des fanions.

Un *Tonnelet* de 30 litres avec robinet. Ce tonnelet doit toujours être rempli d'eau. On n'aura souvent en campagne pas d'autre ressource pour laver les plaies, pour faire les solutions antiseptiques et même pour désaltérer les blessés.

Les *bidons* des brancardiers (mentionnés plus haut).

Les *musettes* des brancardiers (mentionnés plus haut). Ces musettes et ces bidons sont remis aux brancardiers au moment du combat.

La voiture médicale est sous la sauvegarde de la convention de Genève ; elle porte la croix-rouge sur ses parois et sur son fanion.

[*En résumé*, les ressources médicales d'un régiment en campagne se composent, comme personnel : de médecins, d'infirmiers et de brancardiers ; — comme matériel : de sacs d'ambulance, d'équipements d'infirmiers, d'équipements de brancardiers, et de voitures médicales avec leur chargement.]

III. — Service régimentaire pendant le combat

1° *Poste de secours.* — Dès que l'action s'engage, le médecin chef de service réunit autour de lui le personnel et le matériel sanitaire de tout le régiment.

Après avoir pris les ordres du chef de corps, il installe ce qu'on appelle le *Poste de secours*, où seront amenés tous les blessés du régiment. Ce poste de secours est établi à portée de la ligne des combattants, autant que possible à l'abri du feu de la mousqueterie. On le place habituellement *à la hauteur ou en arrière des réserves de bataillon*, au début du combat.

Les infirmiers régimentaires installent le poste de secours sous la direction des médecins. Ils aménagent le sol, y disposent de la paille ou du foin pour y coucher les blessés, font la provision d'eau, préparent les pièces de pansement, et servent d'aides aux médecins pour les premiers soins.

Les brancardiers déposent leurs sacs auprès des voitures médicales ; ils placent leurs fusils en bandoulière et prennent les brancards. Ils sont formés en groupes (ordinairement de 4 hommes), commandés par les caporaux brancardiers, et dirigés vers le front du combat. Ils relèvent indistinctement les blessés, amis ou ennemis ; leur donnent les soins les plus urgents, conformément à l'instruction qu'ils ont reçue ; font un premier pansement à l'aide des ressources de leur musette ; appliquent, s'il y a lieu, un appareil provisoire et improvisé ; et les conduisent ou transportent rapidement au poste de secours. Si le blessé peut marcher, il est ramené au poste, soutenu par un ou plusieurs brancardiers ; s'il ne peut aller à pied, il est chargé sur un brancard. — Les brancardiers ont seuls mission de ramener les blessés en arrière de la ligne de feu ; nul homme de troupe ne doit quitter les rangs, sous prétexte d'accompagner un blessé.

Au poste de secours, le médecin de régiment rectifie ou réapplique les pansements exécutés sur le champ de bataille par les brancardiers. Les hommes atteints de blessures légères qui leur permettent encore de combattre, sont renvoyés après pansement et rentrent immédiatement dans le rang. Dans le cas de blessures graves, on ne doit faire au poste de secours que les opérations d'urgence absolue, dans le but de permettre le transport des blessés jusqu'à l'ambulance la plus voisine.

C'est dire assez que le poste de secours n'est qu'un lieu de passage. *Le poste de secours est une place de pansement provisoire, entre le champ de bataille et l'ambulance.* Nous verrons bientôt comment les ambulances envoient leurs voitures et leurs brancardiers jusqu'aux postes de secours, pour prendre et ramener les blessés.

2° *Fiche de diagnostic.* — Tout homme blessé et transporté au poste de secours y est l'objet d'un examen aussi complet que possible. Les résultats de cet examen sont consignés par le médecin sur un petit carton appelé *Fiche de diagnostic.* Cette fiche est fixée solidement aux vêtements du blessé, et doit y rester jusqu'à l'arrivée à destination définitive. Sa couleur indique si le blessé est transportable ou non ; elle est *rouge* pour les hommes qui peuvent être transportés, *blanche* pour ceux qui doivent être hospitalisés sur place.

Les hommes à hospitaliser sur place sont : d'une part, les blessés légers qui peuvent être rendus à leur corps après un traitement relativement court, tout au moins inférieur à un mois ; — d'autre part, les blessés très graves, pour lesquels il ne saurait être question d'évacuation.

A la suite de chaque pansement ou opération, dans les divers établissements où passe le blessé, la fiche est revisée et complétée ; on y inscrit la nature de la blessure et les soins intervenus ; (a-t-on constaté la présence de corps étrangers ? ont-ils été extraits ? etc.). On épargne ainsi la répétition d'examens inutiles, et on simplifie le classement dans les hôpitaux.

3° *Carnet médical.* — Pendant le combat, le médecin tient à jour un *Carnet médical* ou de diagnostic, qui relate individuellement les noms et prénoms des blessés, la date, la nature de leur blessure (espèce, endroit du corps, arme), la destination qui leur a été donnée. Ce carnet médical est le seul registre tenu en campagne ; il permet d'établir, après chaque combat les certificats d'origine de blessures des hommes atteints ; il fournit les éléments du rapport que le médecin du régiment doit envoyer à son chef de corps et au directeur du service de santé, après l'action. Tous les registres de l'infirmerie sont laissés au dépôt.

4° *Plaque d'identité.* — Afin de permettre de reconnaître les hommes tués ou grièvement blessés, tout militaire est pourvu en temps de guerre d'une médaille dite *Plaque d'identité*. Cette plaque est ovale, en maillechort, suspendue au cou, sous les vêtements, par un lacet de coton noir. Elle contient, — au recto, l'indication du nom, du prénom et de la classe de l'homme : (Potin, Emile, 1882); — au verso, l'indication de la subdivision de région et le numéro du registre matricule du recrutement : (Rouen-Nord, 297). La plaque d'identité doit toujours être laissée sur l'homme.

5° *Cartouche de pansement*. — Dans beaucoup d'armées étrangères, on distribue à tout soldat entrant en campagne une *Cartouche* ou *Paquet de pansement*. En France, cette question est discutée depuis longtemps sans être encore tranchée réglementairement ; cependant il est à peu près certain qu'en cas de guerre, nos soldats recevraient aussi un pansement individuel tout préparé.

Les avantages de cette mesure seraient de permettre à tout homme blessé de se faire immédiatement lui-même un pansement provisoire, ou de faire exécuter ce pansement par un camarade. De plus, les brancardiers seraient assurés de trouver, sur chaque blessé, les éléments nécessaires à l'occlusion de la plaie.

On a beaucoup écrit au sujet de la composition de ce paquet de pansement, et de la place qu'il doit occuper dans l'équipement du soldat. En somme, il se composera d'un agent antiseptique (gaze sublimée, iodoforme, gâteau d'étoupe, plaque de tourbe, etc.), d'une bande et d'une épingle de sûreté : le tout renfermé dans une enveloppe imperméable. L'homme portera cette cartouche, soit dans un pan de la capote, soit dans une pochette spéciale.

6° *Après le combat.* — Le médecin du régiment doit user de tout son personnel et même demander des brancardiers auxiliaires pour explorer le champ de bataille. Si la nuit est tombée, on se rappellera qu'il existe dans les cantines médicales une lanterne et un paquet de bougies pour faciliter les recherches.

Il doit en même temps activer l'évacuation du poste de secours sur l'ambulance par tous les moyens en son pouvoir.

Enfin, recueillir et mettre en ordre son matériel ; faire une demande pour remplacer les objets consommés, et se tenir toujours prêt à suivre son régiment avec les voitures médicales.

En principe, et à moins d'impossibilité, on ne doit mettre en service, pendant un combat, qu'une partie du matériel. Il convient de conserver toujours au moins une des voitures médicales au complet, afin de parer aux éventualités du lendemain.

Les renseignements qui précèdent sont applicables aux corps de troupes de toutes armes, excepté à la *cavalerie*, en ce qui concerne les postes de secours. Au combat, la cavalerie n'établit pas de poste de secours. Lorsqu'elle combat avec l'infanterie, ses blessés sont recueillis et soignés par le personnel attaché aux corps de l'infanterie. Lorsqu'elle opère isolément, ses blessés sont recueillis par les ambulances ou dirigés en arrière par les soins des médecins des corps ; en cas de nécessité, ils sont remis aux municipalités, qui en assurent le traitement.

[Nota. — Nous engageons vivement

les médecins auxiliaires à aller visiter le matériel de campagne d'un régiment. Ils se feront montrer, entre autres, les équipements d'infirmiers, — la voiture médicale régimentaire, — son chargement, — les équipements de brancardiers, — les fiches de diagnostic et les plaques d'identité. Ils devront aussi se faire présenter un brassard d'infirmier et un brassard de brancardier.]

CHAPITRE IX

Service de santé en campagne

SERVICE DE L'AVANT

B. — Ambulances

On appelle *Ambulance* une formation sanitaire destinée à recevoir les blessés relevés sur le champ de bataille, et à leur donner les soins nécessaires pour qu'ils puissent être évacués promptement.

L'ambulance est une formation essentiellement *mobile ;* elle ne doit pas perdre le contact des troupes. Les blessés ne font qu'y passer ; ils y reçoivent les premiers soins, et sont préparés à l'évacuation. « L'ambulance est un atelier d'emballage et d'expédition. » (Rapp.). Dès le soir, ou, au plus tard, dès le lendemain du combat, l'ambulance doit être en mesure de rejoindre le corps auquel elle est affectée. A cet effet, elle remet ses blessés à une autre formation sanitaire qui est l'hôpital de campagne, et qui vient relever l'ambulance. *L'ambulance est donc un lieu de transition entre le poste de secours et l'hôpital de campagne.*

I. — Type des ambulances

Il existe trois *types* d'ambulance : — ambulance numéro 1, destinée aux divisions d'infanterie, — ambulance numéro 2, aux brigades de cavalerie, — ambulance numéro 3, aux corps opérant en Algérie ou en pays de montagne. L'ambulance numéro 2 ne diffère de celle numéro 1 que par un matériel un peu plus sommaire, et des moyens de transport plus réduits. Quant à l'ambulance numéro 3, elle se compose d'une série de cantines médicales ou pharmaceutiques transportées à dos de mulet. Elle n'a pas de voitures.

II. — Nombre des ambulances

Chaque corps d'armée possède quatre ambulances :

1° Une ambulance du *quartier général*, destinée aux troupes non endivisionnées (état-major, services particuliers, artillerie, train, etc.).

2° et 3° Deux ambulances de *division* (numéro 1), une pour chaque division.

4° Une ambulance pour la *brigade de cavalerie* (numéro 2).

Ces ambulances font partie du train de combat des colonnes, et marchent à la suite des troupes auxquelles elles sont affectées. L'ambulance du quartier général marche en tête du train régimentaire du corps d'armée.

Nous allons énumérer sommairement, comme nous l'avons fait pour le service régimentaire, le personnel et le matériel d'une ambulance, en prenant pour type l'ambulance de division. Nous rappelons que chaque division possède, à la tête de son service sanitaire, un *Médecin-chef de la division*. Ce médecin-chef n'a pas seulement la surveillance et la haute direction de l'ambulance divisionnaire, mais il a de plus la direction du service de santé dans les quatre régiments de la division ; le médecin-chef de l'ambulance est un subordonné du médecin-chef de la division.

Le médecin-directeur du corps d'armée surveille et dirige les quatre ambulances : il fixe leur emplacement, de concert avec le commandement ; il prend des mesures pour assurer leur évacuation et leur relèvement par les hôpitaux de campagne.

Il a plus spécialement sous ses ordres l'ambulance du quartier général, laquelle est, à proprement parler, une formation de réserve, destinée à renforcer, le cas échéant, les ambulances de division.

III. — Personnel de l'ambulance n° 1

L'ambulance n° 1 comprend :

— 6 médecins : 1 médecin-major de 1re classe (médecin-chef), 2 médecins de l'armée active, 3 médecins de réserve ou de territoriale.

— 1 pharmacien.

— 3 officiers d'administration (dont 1 de réserve).

— 1 aumônier. (Ils sont au nombre de 3 à l'ambulance du quartier général).

— 3 officiers du train (dont 1 de réserve et 1 vétérinaire de réserve).

— 3 infirmiers commis aux écritures.

— 12 infirmiers de visite (dont 2 sous-officiers et 2 caporaux).

— 113 infirmiers d'exploitation (dont 4 sous-officiers, 7 caporaux et 92 brancardiers).

— 86 hommes du train (dont 2 sous-officiers et 5 brigadiers).

Tout ce personnel est *neutralisé ;* il porte le brassard international. Il est désarmé, sauf les officiers et assimilés, ainsi que les adjudants, les maréchaux des logis chefs, et les sergents-majors, lesquels portent le revolver.

IV. — Matériel de l'ambulance n° 1

Ce matériel, compris sous la désignation d'*Approvisionnement d'ambulance n°* 1, est transporté dans des voitures ou fourgons, chargés dès le temps de paix.

Il faut remarquer que chaque ambulance est aménagée de manière à pouvoir se scinder à volonté en deux sections. On ne met en action, dès l'abord, qu'une seule des sections, laissant l'autre intacte et libre d'être dirigée sur un autre point. Par suite, tout le matériel est en double, les voitures également.

Nous ne pouvons donner ici qu'une idée générale de ce matériel. Chaque ambulance possède :

a). — *Deux voitures de chirurgie.* — Elles sont aménagées en tiroirs et casiers qui font partie intégrante de la voiture. Ces tiroirs forment les deux parois latérales du véhicule, et laissent une allée centrale libre qui permet d'y circuler (1). Il existe 29 tiroirs ou casiers. — Les trois premiers renferment des médicaments de toute sorte, rappelant, en quantité et en variété plus grandes, ceux des cantines médicales. — Le tiroir n° 4 contient des boîtes d'instruments de chirurgie. — Les tiroirs 5 à 12 renferment bandes, linge, charpie, gaze, etc. — Le n° 13 est rempli de fournitures de bureau. — Les casiers suivants renferment des attelles à fracture, des coussins, des gouttières, du zinc laminé, etc., etc. — Citons enfin une table d'opérations et des réservoirs à eau.

b).— *Deux voitures d'administration.* — Comme pour les voitures de chirurgie,

(1) Un nouveau modèle de voiture de chirurgie est en préparation. Il figurait à l'Exposition ; mais il n'est pas encore distribué.

le chargement de chacune de ces voitures est identique. Elles sont divisées en coffres, étagères ou compartiments remplis de denrées alimentaires et de batterie de cuisine. Citons rapidement : conserves de toute sorte (légumes, bouillon, viande, lait) ; beurre, saindoux, eau-de-vie, sucre, chocolat, farine, légumes secs, sel, viande fraîche, vin, etc., etc. ; — assiettes, cuillers, fourchettes, casseroles, cafetières, etc., etc. En un mot, tout ce qui a trait à la préparation des aliments pour les blessés reçus à l'ambulance.

c). — *Six fourgons du service de santé*, (3 pour chacune des sections de l'ambulance). — Ces voitures sont des fourgons à quatre roues chargés de *caisses*. La voiture n° 1 renferme un approvisionnement de *Pharmacie* (caisses n°s 1, 2 et 3), et une partie du matériel de *Chirurgie* (caisses n°s 4 à 8 inclus).

La voiture n° 2 renferme le reste du matériel de chirurgie (caisses n°s 1, 2, 3) ; des provisions et des denrées analogues à celles que nous avons énumérées dans la voiture d'administration.

La voiture n° 3 renferme la *chapelle de campagne*, des bâches remplies de couvertures de laine, un tonneau d'eau et des outils divers, les bagages du personnel, et enfin une *tente, système Tollet*, pour dresser l'ambulance en rase campagne. L'ambulance est ainsi pourvue de deux tentes.

Ces voitures renferment donc, mais plus abondamment, les mêmes objets que la voiture de chirurgie et celle d'administration; elles jouent, pour l'ambulance, le même rôle que les paniers de réserve pour les corps de troupe.

d). — *Deux fourgons ordinaires* (1 pour chacune des sections). — Ces fourgons sont destinés à transporter les vivres pour les malades, le fourrage pour les animaux, le reste des bagages, etc.

e). — *Quatre voitures à quatre roues* (pour le transport des blessés). — Ce sont les voitures dites omnibus. Elles permettent de transporter *dix hommes assis* sur des banquettes, ou *quatre hommes couchés* sur des brancards. La manière de charger ces voitures fait partie de la théorie du brancardier. Cette manœuvre ne peut être bien comprise qu'à condition de l'avoir vu exécuter. Notons simplement que le plancher est muni de rails, sur lesquels s'adapte un chariot creux à roulettes ; les pieds de devant du brancard sont placés dans le chariot, qu'on pousse alors sans secousses jusqu'au fond de la voiture. Le brancard est soulevé jusqu'à la hauteur des crampons en fer sur lesquels il doit être suspendu. Ces crampons sont disposés de telle sorte qu'on peut y placer les brancards sur deux étages, comme les couchettes des paquebots.— On peut faire un chargement mixte, c'est-à-dire transporter deux blessés couchés d'un côté de la voiture et cinq blessés assis de l'autre côté.

f). — *Quatre voitures à deux roues* (pour le transport des blessés). — C'est la voiture légère, de forme tapissière. Elle n'a pas de banquettes, et par suite, ne peut pas transporter de blessés assis. Elle est aménagée pour transporter *deux blessés couchés* sur des brancards. Le chargement se fait de la même façon que dans la voiture omnibus ; nous y retrouvons donc les rails, le chariot à roulettes, les crampons indiqués à ce propos. Seulement on ne peut placer les brancards que sur un seul étage, un brancard de chaque côté de la voiture.

g). — *Dix paires de litières.* — Les litières sont des couchettes portatives qui s'accrochent de chaque côté du bât d'un mulet. A vide, elles se replient contre le bât ; au moment du besoin, elles se déploient et prennent la forme d'un petit lit dont la tête regarde la tête de l'animal. On comprend que le blessé transporté de cette manière est exposé à bien des chocs et secousses. Les litières ne transportent que des blessés *couchés ;* elles vont par paires, les deux blessés se font contrepoids.

h). — *Vingt paires de cacolets.* — Les cacolets sont des chaises primitives qui s'accrochent de chaque côté du bât d'un mulet. Comme les litières, ils se replient et se déploient selon les besoins. Ils ne transportent que des blessés *assis*, ils vont par paires : il est nécessaire que les deux cacolets soient occupés pour que l'équilibre soit maintenu.

[NOTA. — Nous n'avons pas insisté outre mesure sur la description de ce matériel ; en fait de voitures et de caisses, la meilleure description ne vaut rien : il faut voir de ses propres yeux. Les médecins auxiliaires devront saisir toutes les occasions possibles de visiter les magasins d'approvisionnement du service de santé. Ils s'y feront montrer : une voiture de chirurgie et son chargement, — une voiture omnibus à quatre roues, — une voiture à deux roues, — une paire de litières et une paire de cacolets.]

Tout ce matériel est *neutralisé*. Les voitures portent la Croix-Rouge peinte sur leurs parois ; elles ont aussi à l'avant deux fanions : un fanion tricolore et un fanion de Genève.

V. — Service de l'ambulance au combat

1° *Emplacement*. — L'ambulance divisionnaire doit être établie, autant que possible, *à proximité des réserves de la division*, de façon à être soustraite aux oscillations de la lutte. On choisit un point à l'abri du feu, abondamment pourvu d'eau, et à proximité de chemins praticables. Les constructions couvertes ne méritent une préférence spéciale que lorsqu'elles sont parfaitement défilées du feu. L'ambulance est signalée, pendant le jour, par ses deux fanions ; pendant la nuit, par deux lanternes, l'une rouge, l'autre blanche.

2° *Installation.* — Lorsque l'ambulance est dans un bâtiment, on affecte des locaux séparés :

A la visite des blessés entrants ;

Aux pansements et aux applications d'appareils ;

Aux opérations ;

Aux services accessoires (cuisine, etc.).

Lorsque l'ambulance est en plein air, on dresse les tentes, et l'on cherche à créer des abris au moyen des ressources locales.

Les infirmiers d'exploitation aménagent les locaux, préparent la paille de couchage et l'éclairage, vont aux provisions d'eau et de bois, s'occupent de la cuisine et de la tisanerie.

L'officier d'administration gestionnaire porteur d'un ordre de réquisition, visite les villages voisins et y requiert les objets ou denrées utiles à l'ambulance. Des corvées sont commandées pour rapporter ce matériel.

3° *Entrée en action.* — Dès que l'ambulance est installée, son but principal est de *se mettre en rapport avec les postes de secours des régiments*. Avec toutes les ressources dont elle dispose : voitures, litières, cacolets, brancardiers porteurs de brancards, l'ambulance s'efforce d'assurer l'évacuation rapide de ces postes de secours. Tous les moyens de transport disponibles exécutent donc une navette constante entre les postes de secours de la division et l'ambulance. En cas de besoin, les brancardiers d'ambulance viennent en aide aux brancardiers régimentaires, et vont relever les blessés sur le champ de bataille.

4° *Fonctionnement* — Le médecin-chef partage le service entre ses subordonnés et assigne à chacun son rôle. Le travail qui sera fait à l'ambulance peut être ainsi résumé :

a). *Réception et classement des blessés*. — Formalités de l'entrée; réception; état civil, etc. — Vérification des fiches de diagnostic. — Examen attentif des blessés.— Leur classement dans une des trois catégories : *pansés*, *à panser*, *à opérer*.

b). *Pansements et appareils*. — Renouvellement ou rectification des pansements faits au poste de secours. — Application d'appareils à fracture pouvant rester longtemps en place, et permettant le transport des blessés.

c). *Opérations*. — On ne pratique, à l'ambulance, que les opérations *d'une urgence immédiate et absolue*. L'ambulance a pour rôle capital, non pas d'opérer, mais de mettre les blessés en état d'être *évacués* le plus promptement et le plus sûrement possible.

Si la division marche en avant, la deuxième section, disponible, de l'ambulance, est mobilisée et suit les postes de secours.

Si la division est obligée de battre en retraite, les brancardiers, cacolets, litières et voitures se replient avec les troupes et emportent les blessés, en commençant par les moins grièvement atteints. Le médecin-chef désigne le personnel qui doit rester auprès des blessés qu'on ne peut transporter. Le matériel laissé en arrière, quoique protégé par la convention de Genève, doit être réduit au strict nécessaire.

5° *Service après le combat*. — L'idéal d'une ambulance est de pouvoir rejoindre sa division le soir même, ou, au plus tard, le lendemain matin du combat. A cet effet, tous les blessés qui ont été reçus dans la journée, sont divisés en deux grandes catégories :

a). *Blessés transportables*, susceptibles d'être évacués ;

b). *Blessés intransportables*, devant être hospitalisés sur place.

Nous savons que ces deux catégories sont distinguées, dès le début, par leur fiche de diagnostic, rouge pour la première, blanche pour la seconde.

Dès qu'elle le peut, c'est-à-dire dès qu'elle est informée des localités sur lesquelles on peut faire les évacuations, l'ambulance commence à se débarrasser de ses blessés transportables.

Un convoi est organisé pour les hommes susceptibles d'aller à pied, sous le commandement d'un gradé, blessé également.

Un autre convoi emmène les hommes plus sérieusement atteints, qui doivent être conduits soit à mulet, soit en voiture. On se sert des voitures de l'ambulance si c'est possible, sinon, on a recours aux voitures de réquisition.

Ces voitures sont aménagées de manière à éviter aux blessés les secousses et les chocs. (Voir Convois d'évacuation, p. 175.) Ce qui concerne les réquisitions sera exposé plus loin, (p. 161).

L'ambulance a donc assuré ainsi le sort de ses blessés évacuables ; mais il faut bien penser qu'il lui en reste encore un certain nombre qu'elle n'a pas eu les moyens de transporter ; il lui reste en outre *tous les blessés intransportables*. Et, comme elle doit reprendre sa liberté le plus promptement possible, il est de toute nécessité qu'elle puisse confier ces blessés aux soins d'une autre formation sanitaire : cette formation, ce sont les *Hôpitaux de campagne*, 3e échelon du service de l'avant.

CHAPITRE X

Service de santé en campagne

SERVICE DE L'AVANT

C. — Hôpitaux de campagne

On appelle *Hôpital de campagne* une formation sanitaire destinée :

— A relever les ambulances dans la soirée, ou, *au plus tard*, dès le lendemain du combat ;

— A continuer les évacuations ;

— A traiter sur place et jusqu'à leur relèvement, les malades et blessés non évacués ;

— A renforcer éventuellement l'action des ambulances sur le champ de bataille.

Le nombre des hôpitaux de campagne, affectés à chaque corps d'armée, est déterminé par le Ministre. — Pour fixer les idées, on peut considérer ce nombre comme étant de *quatorze hôpitaux* par corps d'armée. Ils portent une série de numéros pour chaque corps d'armée (hôpital n° 1, n° 8, n° 10, du 2e corps).

Les hôpitaux de campagne font partie intégrante du corps d'armée. Mais il ne faut pas oublier qu'un certain nombre d'entre eux peut être immobilisé par les blessés à soigner, et, par suite, rentrer dans la zone de l'arrière ; dans ce cas, les hôpitaux passent sous l'autorité du directeur des étapes, comme il sera dit plus loin.

Chaque hôpital est organisé pour 100 malades.

Nous devons donner une idée sommaire de la composition d'un hôpital de campagne :

I. — Personnel

4 médecins. Dans plusieurs de ces hôpitaux, les médecins appartiennent tous à la réserve ou à l'armée territoriale.

2 pharmaciens.

2 officiers d'administration.

3 infirmiers commis aux écritures.
10 infirmiers de visite.
24 infirmiers d'exploitation.
9 soldats du train ou ordonnances.

II. — Matériel

Un hôpital de campagne n'est autre chose, au point de vue du matériel, qu'un convoi composé de 5 voitures à quatre roues.

Quatre de ces voitures sont des fourgons du service de santé ; ils sont analogues à ceux qui appartiennent aux ambulances (p. 142). La cinquième voiture sert au transport du personnel et des bagages.

Le matériel de l'hôpital est renfermé dans 17 caisses et 18 ballots chargés sur les 4 fourgons.

4 des caisses renferment de la pharmacie ; — 4 du matériel de chirurgie ; — 5 des denrées d'administration.

Les ballots contiennent des couvertures, des draps, des enveloppes de paillasse, des chemises, bonnets, chaussettes, etc., etc.

L'hôpital soigne ses blessés sur place et ne les emmène pas avec lui : *il n'a donc point de voitures pour le transport des blessés.*

L'hôpital ne s'installe jamais en plein air ; il profite des bâtiments de la localité et les aménage en conséquence : *il n'a donc pas de tentes Tollet.*

Le personnel et le matériel des hôpitaux de campagne sont *neutralisés*, comme il est dit aux articles additionnels de la convention de Genève.

III. — Service des hôpitaux de campagne au combat

1° *Avant le combat.* — Le groupe des hôpitaux de campagne marche à la suite du corps d'armée. Lorsque le commandant du corps d'armée prévoit un engagement à bref délai, il fait avancer le nombre d'hôpitaux de campagne présumés nécessaires. Le combat étant engagé, le directeur du service de santé, après s'être renseigné sur l'état des pertes éprouvées, désigne les hôpitaux qui doivent successivement entrer en action et leur assigne leur rôle. Le personnel des hôpitaux laissés en réserve peut être appelé pour renforcer le personnel des ambulances et des hôpitaux établis.

2° *Emplacement.* — Ils s'établissent habituellement à proximité ou à la place même des ambulances qu'ils relèvent. En cas d'engagement meurtrier ou lorsque le front de bataille est très étendu, ils peuvent être placés de façon à recevoir des blessés apportés directement des postes de secours sans passer par l'ambulance : ils jouent alors le rôle d'une ambulance.

En principe, les hôpitaux de campagne doivent être assez éloignés du théâtre du combat pour être à l'abri des projectiles, et assez rapprochés pour permettre aux voitures des ambulances de faire plusieurs voyages dans la journée.

On les établit de préférence dans des localités (bourgs, villages, fermes), bien situées au point de vue hygiénique, placées à des nœuds de routes ou de chemins, et, si c'est possible, à proximité d'une voie ferrée ou navigable. La nature du sol et les qualités de l'eau sont l'objet d'un examen attentif.

On évite, dans les localités importantes, les rues populeuses. Des constructions neuves et très aérées, telles que châteaux, villas, fermes, granges, sont préférables aux bâtiments qui servent habituellement à des agglomérations humaines (lycées, couvents, casernes).

L'emplacement de l'hôpital de campagne est marqué, comme celui de l'ambulance, par deux fanions.

3° *Installation.* — Le médecin-chef répartit les locaux et les services, en se rapprochant autant que possible de l'installation d'un hôpital ordinaire. En cas de nécessité, des tentes ou des baraques sont expédiées par le service de l'arrière pour compléter l'installation.

[Il ne nous est guère possible de donner ici des renseignements étendus sur les très nombreux spécimens d'hôpitaux-baraques ou d'hôpitaux sous tentes, dont on trouvera la description dans tous les traités d'hygiène, et dont on a vu les derniers modèles à l'Exposition. La Société de secours aux blessés a provoqué une émulation louable parmi les inventeurs, en organisant des expositions et en distribuant des récompenses. Elle a présenté elle-même plusieurs modèles. La tente d'ambulance adoptée par la Société française de secours est celle modèle Riant. Celle adoptée par le Ministre de la guerre est la tente système Tollet, type B.

4° *Fonctionnement.* — Dès que l'hôpital de campagne est installé, l'ambulance lui remet ses blessés : l'évacuation se fait, soit au moyen des voitures de l'ambulance, soit par des voitures de réquisition. Les blessés sont couchés, pansés, nourris, avec les ressources de l'hôpital et avec celles fournies par le pays.

Le service est organisé de façon à se rapprocher, autant que possible, de celui des hôpitaux militaires de l'intérieur. Les malades ou blessés sont répartis dans des locaux différents ; les hommes atteints de maladies contagieuses sont isolés.

5° *Après le combat.* — Il ne faut pas oublier que l'hôpital de campagne est une formation *mobile.* Tout en entourant des soins nécessaires les blessés qui lui sont remis par l'ambulance, il doit chercher à redevenir disponible le plus promptement possible.

En conséquence, il dirige sur l'hôpital d'évacuation tous les malades et blessés transportables, continuant ainsi les évacuations commencées par les ambulances le jour même du combat.

Malgré toutes ces évacuations, il sera souvent difficile à l'hôpital de campagne de vider complètement ses salles ; il se verra obligé de stationner pour conserver et soigner les malades et blessés non transportables.

C'est ici qu'interviendront les hôpitaux auxiliaires, comme il sera dit plus loin.

Ces hôpitaux auxiliaires, créés par les Sociétés civiles de secours, viendront s'installer au lieu et place des hôpitaux de campagne, se substituer à eux ; et leur permettront de rejoindre le corps d'armée auquel ils sont affectés.

IV. — Réquisitions

Nous avons employé plusieurs fois le mot de *réquisition :* il est nécessaire, pour le comprendre, de connaître quelques dispositions de la loi du 3 juillet 1877, sur les réquisitions militaires :

Est exigible, par voie de réquisition, la fourniture des prestations nécessaires à l'armée, notamment :

Les denrées et combustibles ;

Les moyens d'attelage ou transport; les bateaux ou embarcations;

Le traitement des malades ou blessés chez l'habitant;

Les objets d'habillement, de campement et de couchage, les médicaments et moyens de pansement.

Le droit de réquisition appartient aux généraux commandants, qui peuvent remettre aux chefs de corps ou de service des *Carnets à souche* d'ordres de réquisition.

Les réquisitions sont toujours formulées par écrit et signées. Elles sont adressées au maire de la commune ou à son représentant.

L'officier chargé de requérir, délivre un *Reçu* détaché de son carnet à souche.

Lorsqu'il y a lieu de requérir le traitement des malades ou blessés, les maires fournissent des locaux spéciaux pour leur traitement, et, à défaut de locaux spéciaux, les répartissent chez les habitants. S'il s'agit de maladies contagieuses, ils doivent procurer des bâtiments où les malades puissent être séparés de la population.

En cas d'extrême urgence, et seulement sur des points éloignés du centre de la commune, l'autorité militaire peut requérir directement des habitants le soin des malades ou blessés ; mais cette réquisition ne peut jamais s'appliquer à propos de maladies contagieuses.

Si des communes ou des habitants sont requis de recevoir des malades ou blessés, et si ces derniers ne peuvent être soignés par les médecins de l'armée, les visites des médecins civils peuvent donner droit à une indemnité spéciale.

C'est en se conformant à ces dispositions générales que les médecins-chefs des diverses formations sanitaires, ambulances ou hôpitaux, pourront exercer des réquisitions sur le pays. Il est bien entendu que le droit de requérir devra leur avoir été transmis par leurs chefs directs et qu'ils seront porteurs de carnets de réquisition.

CHAPITRE XI

Service de santé en campagne

SERVICE DE L'ARRIÈRE

Pour bien comprendre ce qui suit, on doit se familiariser avec les notions suivantes :

Base d'opérations. — Le pays sur lequel opère une armée est séparé en deux régions par une ligne géographique qu'on appelle *Base d'opérations.* La région située *en deçà* de cette base est considérée comme territoire national, elle continue à relever du Ministre de la guerre. La région *au delà* de la base d'opérations est un territoire militaire ; elle relève du commandant en chef des armées.

A son tour, cette région au delà de la

base se subdivise en deux zones : zone de l'*avant*, sur laquelle manœuvrent les corps d'armée et qui est le théâtre des opérations de guerre, (nous venons d'en étudier le service sanitaire) ; et zone de l'*arrière*, sur laquelle se font les mouvements de troupe, les transports, les ravitaillements, les évacuations. — La zone de l'avant dépend exclusivement du général en chef ; celle de l'arrière relève du *Directeur général des chemins de fer et des étapes*, sous la surveillance du chef d'état-major général.

Service des étapes

Station tête d'étapes de guerre. — Au moment de la mobilisation, les lignes de chemins de fer sont réquisitionnées et passent sous l'autorité militaire. A partir et en avant de la base d'opérations, les transports sont faits par les sections techniques de chemins de fer, les gares sont organisées militairement.

Les troupes sont transportées par voies ferrées le plus près possible de la zone des opérations, jusqu'à un point *terminus* où elles débarquent et au delà duquel l'exploitation des chemins de fer n'est plus possible. Ce point, désigné d'avance, s'appelle *Station tête d'étapes de guerre*,

Gîtes d'étapes. — A partir de ce point, les troupes sont mises en route, sur les voies ordinaires, par étapes, jusqu'au voisinage de l'ennemi. Les endroits fixés où elles s'arrêtent après chaque marche s'appellent *Gîtes d'étapes*. Il y a des gîtes *principaux* et des gîtes *ordinaires* d'étapes, suivant l'importance de la localité.

Tête d'étapes de route. — Le dernier endroit où les troupes peuvent ainsi parvenir par étapes à proximité de l'ennemi s'appelle *Tête d'étapes de route*. Plus loin, elles entrent sur la zone des opérations, et suivent dans leurs déplacements les oscillations de la lutte.

Direction des étapes. — L'ensemble de ce service de l'arrière est confié à un officier général appelé *Directeur général des chemins de fer et des étapes*. Son autorité s'étend de la base d'opérations à la tête d'étapes de route. — Il est secondé par un état-major, par un corps d'officiers et par un personnel d'hommes de troupe disséminé dans les divers endroits que traversent les lignes de chemins de fer ou les lignes d'étapes.

Pour préciser davantage la répartition de ce service, il faut savoir que :

a). — La partie du territoire où cesse l'exploitation des chemins de fer (c'est-à-dire celle comprise entre la station tête d'étapes de guerre et la tête d'étapes de route) est confiée à un directeur spécial, appelé *Directeur des étapes*.

b). — Dans chaque station de chemin de fer déterminée à l'avance réside un *Commissaire* ou un *Commandant de gare*.

c). — Dans chaque gîte d'étapes réside un *Commandant d'étapes*.

d). — Ces commandants ou commissaires sont assistés d'un personnel spécial, en particulier d'un *Médecin-chef* de service, chargé d'assurer le service sanitaire dans la gare ou le gîte d'étapes.

Rapports du service de santé avec le service des étapes. — Ces données admises, il est facile d'exposer l'organisation du service de santé de l'arrière. En voici les points fondamentaux :

1° Le service de santé des étapes est entièrement sous l'autorité et sous la surveillance du *Directeur des étapes*.

2° Ce directeur a sous ses ordres un *Médecin-chef du service de santé des étapes*, lequel exerce sur les formations sanitaires de l'arrière l'action d'un médecin directeur de corps d'armée sur celles de l'avant. Le personnel et le matériel affectés à ce service sont fournis en majeure partie par l'armée territoriale et par les Sociétés civiles de secours aux blessés.

3° A la tête d'étapes de route fonctionne un *Hôpital d'évacuation.*

4° A la station tête d'étapes de guerre fonctionne également un *Hôpital d'évacuation.*

5° A chaque hôpital d'évacuation est affecté un matériel permettant d'improviser des *Convois d'évacuation*, soit par routes, soit par voies ferrées. L'hôpital d'évacuation de la station tête d'étapes de guerre est chargé d'organiser les *Trains sanitaires.*

6° Dans chaque station de chemin de fer, déterminée à l'avance, fonctionne une *Infirmerie de gare.*

7° Dans chaque gîte principal d'étapes fonctionne un *Hôpital de campagne im-*

mobilisé, un *Hôpital requis* ou un *Hôpital auxiliaire*.

8° Dans chaque gîte ordinaire d'étapes fonctionne une *Infirmerie de gîte d'étapes*.

9° Si l'évacuation se fait par canaux il existe, au point d'embarquement, un *Hôpital d'évacuation*, et, dans les maisons d'écluse désignées, une *Infirmerie de maison d'écluse*.

Tel est le résumé du service de l'arrière.

Il nous reste à étudier séparément ces diverses formations. Nous rappelons qu'au point de vue de leur classement, elles sont divisées en deux grands groupes :

— L'un destiné à l'*Hospitalisation sur place* : (hôpitaux de campagne temporairement immobilisés ; — hôpitaux et hospices permanents du territoire ; — hôpitaux auxiliaires) ;

— L'autre destiné à l'*Evacuation* : (hôpitaux d'évacuation ; — infirmeries de gare, de gîtes d'étapes, de maisons d'écluse, — transports d'évacuation).

I. — Premier groupe. — Hospitalisation

1° *Hôpitaux de campagne temporaire-*

ment immobilisés. — Les hôpitaux de campagne, font, comme nous l'avons vu, partie du service de l'avant ; mais, une fois installés, ils doivent demeurer en place jusqu'au moment où les malades en traitement sont guéris ou évacués sur d'autres établissements. Pendant ce temps, si l'armée marche en avant, ils entrent dans la zone de l'arrière, et passent sous l'autorité du directeur des étapes.

Les hôpitaux ainsi immobilisés continuent leur service régulièrement. Ils évacuent, dès que possible, les blessés susceptibles d'être transportés. Ils reçoivent du commandant d'étapes l'indication des endroits sur lesquels l'évacuation doit être faite (hôpital d'évacuation, hôpital auxiliaire, hôpital du pays, etc). Ils recourent à la réquisition pour assurer les transports.

Enfin, ils sont relevés, soit par des hôpitaux improvisés au moyen des ressources locales, soit par les hôpitaux auxiliaires de la Société française de secours aux blessés. — Alors ils redeviennent disponibles, et *rejoignent le corps d'armée auquel ils appartiennent.*

Contagieux. — Un certain nombre de ces hôpitaux immobilisés sont destinés au traitement et à l'isolement des *hommes atteints de maladies épidémiques ou contagieuses.* Ces établissements sont signalés par un fanion jaune. Leurs abords sont interdits à la troupe. Les malades qui y sont reçus ne sont jamais évacués sur un autre hôpital. Quand ces établissements sont fermés, les abris, la paille, la literie, les effets sont détruits par le feu ; le personnel et le matériel sont soumis à des mesures de désinfection spéciales.

2° *Hôpitaux permanents du territoire.* — Quand il existe des hôpitaux permanents dans la zone de l'arrière, l'armée les utilise dans la mesure du possible. Leur organisation incombe au médecin chef des étapes, qui les pourvoit en personnel et en matériel, après entente avec les commissions administratives. Ces établissements ressemblent alors aux hôpitaux mixtes ou militarisés du temps de paix.

3° *Hôpitaux auxiliaires.* — Ce sont des établissements créés et dirigés par les Sociétés de secours aux blessés ; nous en parlerons plus longuement à propos de la Convention de Genève. Ces hôpitaux viennent s'installer à la place des hôpitaux de campagne pour leur rendre leur liberté. Le personnel, le matériel appartiennent aux Sociétés, mais la surveillance, le contrôle, la discipline sont toujours entre les mains de l'autorité militaire. L'administration de la guerre paie aux Sociétés une indemnité fixe de 1 franc par journée de malade.

A ces divers hôpitaux, où ne doivent séjourner que des malades ou blessés sérieux, il convient d'ajouter les dépôts de convalescents et les dépôts d'éclopés.

Dépôts de convalescents. — Etablis sur les lignes d'étapes, à proximité de l'hôpital d'évacuation. Ils reçoivent les hommes fatigués, ayant besoin d'un repos de courte durée ; ainsi que les hommes sortant guéris des hôpitaux, mais ne pouvant encore rejoindre leur corps. Le service de ces dépôts est analogue à celui des infirmeries régimentaires.

Dépôts d'éclopés. — Reçoivent les hommes momentanément indisponibles pendant les routes et n'ayant pas besoin de soins spéciaux, les excoriés, les malades légers, etc. Ces dépôts sont commandés par un officier ; le service est fait de préférence par un médecin militaire. Les indisponibles, une fois rétablis, sont renvoyés à leurs corps par petits détachements.

II. — Deuxième groupe. — Évacuation

Les évacuations ont pour but d'éviter l'accumulation et l'encombrement des blessés dans la zone des opérations ; de soustraire ces blessés aux éventualités de la lutte ; de les disperser sur toute l'étendue du territoire de façon à leur assurer un repos prolongé et des soins minutieux. Le service des évacuations sera un des points les plus importants, probablement même la grosse difficulté du service de santé en campagne.

1° *Hôpitaux d'évacuation.* — Deux hôpitaux d'évacuation sont installés, ainsi que nous l'avons dit, sur chaque ligne d'étapes, l'un à la *tête d'étapes de route*, l'autre à la *station tête d'étapes de guerre.* Ils préparent les blessés à être dirigés sur l'intérieur du pays ; ils organisent les convois d'évacuation.

Leur personnel et leur matériel ne diffèrent pas sensiblement de celui d'un hôpital de campagne ; ils possèdent, en outre, le matériel en service sur les trains sanitaires.

A la tête d'étapes de route, l'hôpital d'évacuation reçoit les malades ou blessés arrivant journellement des ambulances ou hôpitaux de campagne. Il les dirige, selon leur destination, soit sur l'hôpital d'évacuation qui se trouve en arrière, à la station tête d'étapes de guerre, soit sur les hôpitaux du pays.

A la station tête d'étapes de guerre, l'hôpital d'évacuation fait le classement des malades ou blessés, désigne ceux qui doivent être évacués par voie ferrée, ou ceux qui doivent être dirigés sur un hôpital voisin ; enfin il assure leur traitement en attendant que les trains qui doivent les emmener soient prêts. Cet hôpital est toujours installé au voisinage le plus immédiat de la gare, le plus souvent dans une dépendance de la gare des marchandises.

2° *Infirmeries de gare, de gîte d'étapes*

et de maison d'écluse. — Etablies sur le parcours des lignes d'évacuation ; elles fournissent la nourriture et les médicaments aux malades ou blessés de passage, elles les abritent pour la nuit ; elles recueillent au besoin ceux qui ne peuvent pas continuer leur route, et assurent leur transport dans un hôpital voisin.

3° *Convois d'évacuation par voie de terre.* — Sur les routes, on organise des convois d'évacuation au moyen :

Des voitures de transport (omnibus et à 2 roues), appartenant aux ambulances;

Des voitures spéciales appartenant à la Société de secours aux blessés ;

Des voitures de particuliers, aménagées à cet effet (voitures de réquisition).

On ne doit employer le transport à dos de mulet que dans les pays inaccessibles aux voitures : les litières et cacolets se bornent le plus souvent à assurer le service entre le champ de bataille et l'ambulance.

Les blessés à évacuer sont classés en deux catégories : — ceux qui doivent être transportés assis, — ceux qui ne peuvent voyager que couchés. Les voitures doivent être aménagées en conséquence. Nous parlons surtout des voitures de réquisition, appartenant aux particuliers.

a) — *Blessés assis.* — Les hommes voyageant assis seront installés dans des voitures pourvues de sièges ; ces sièges pourront être des planches, des bottes de paille, des pliants ; autant que possible on installera un dossier.

b). — *Blessés couchés.* — Les hommes voyageant couchés seront, si faire se peut, laissés sur leur brancard. Dans les voitures riches, à ressorts, on pourra installer des matelas, des paillasses ; dans les voitures de paysans, on garnira le fond d'une couche de paille sur laquelle reposeront les brancards. On s'ingéniera à amortir autant que possible les secousses et les cahots (1) ; on disposera

(1) M. Bouloumié emploie un ingénieux système de cordages formant ressort ; mais, dans ce procédé, il est absolument indispensable d'avoir des brancards. — Comme corollaire, M. Bouloumié a fait connaître la manière d'improviser un brancard avec des perches et un sac, qu'on trouve partout. (Voir *Brancards improvisés*).

des rideaux, des bâches pour préserver les blessés de la pluie ou du soleil.

4° *Convois d'évacuation par eau.* — C'est un excellent mode d'évacuation, très doux et très salubre pour les blessés ; on devra y recourir le plus souvent possible.

On emploie : les transports de l'État ou des grandes compagnies, sur mer ; — les bateaux à vapeur ou les remorqueurs à touage pour la navigation fluviale ; — les bateaux plats à halage, sur les canaux et rivières.

Dans ce dernier cas, qui sera le plus fréquent, les embarcations seront réunies en convoi de 5 ou 6 bateaux remorqués par des chevaux ou par un bateau à vapeur. Chaque bateau sera considéré comme une salle d'hôpital.

Les bateaux subiront un aménagement particulier qui est laissé à l'initiative de l'organisateur du convoi (1).

---

(1) Une décision ministérielle récente (29 février 1888), organise en détail les évacuations par fleuves et canaux, et donne la manière d'aménager en salle de malades un bateau quelconque ; on ne peut que l'indiquer ici.

5° *Convois d'évacuation par voies ferrées.* — C'est assurément par chemin de fer que se fera la majeure partie des évacuations sur l'intérieur du territoire.

Comme dans les évacuations sur routes, deux grandes divisions seront établies parmi les malades et blessés à transporter, selon qu'ils devront faire le voyage *assis* ou *couchés*.

Les blessés *assis* seront placés dans les *voitures à voyageurs* des Compagnies de chemins de fer ; les wagons de 1re et 2e classe seront affectés aux officiers ainsi qu'aux malades qui ont le plus besoin de ménagements ; ceux de 3e classe serviront pour les moins souffrants. Ces voitures à voyageurs ne reçoivent pas d'aménagements spéciaux.

Les blessés *couchés* seront placés dans des *trains sanitaires*. Ces trains sont de deux sortes : permanents ou improvisés.

a). — Trains sanitaires permanents. — Dès le temps de paix, l'administration de la guerre impose aux grandes Compagnies de chemins de fer, moyennant certaines conditions de programme et d'indemnité, la construction et l'aménagement de trains destinés au transport des blessés. Ces trains sont de véritables hôpitaux roulants (1), composés de wagons-ambulances avec leurs services accessoires. Mais ces trains-hôpitaux seront forcément peu nombreux, d'un prix très élevé. On fait à l'heure actuelle des expériences en vue de créer un type plus simple et plus économique.

Il semble qu'on ait renoncé au système de wagons exclusivement sanitaires et non utilisables autrement ; on tend à donner la préférence aux wagons de marchandises servant au trafic normal, avec modifications spéciales. Ces modifications portent sur la suspension des voitures (adoucissement des ressorts), sur la communication des véhicules (ponts volants), sur la ventilation, l'éclairage et le chauffage des voitures.

Outre ces trains permanents, appartenant à la Guerre et fournis par les Compagnies de chemins de fer, il en existe d'autres appartenant à la Société de secours aux blessés. Ceux-ci sont exclusivement sanitaires ; ils ne peuvent servir à aucun autre transport : leur inconvé-

(1) On a pu en voir un type à l'Exposition de 1889.

nient est de coûter très cher d'emmagasinage, et de s'user sans servir.

b). — *Trains sanitaires improvisés.* — Ils se composent des voitures couvertes qui servent, en temps ordinaire, au transport des marchandises. Pour être aptes à transporter des blessés, ces voitures reçoivent, par les soins de l'hôpital d'évacuation, un aménagement temporaire facile à placer et à enlever. L'aménagement en question s'appelle l'*Appareil Bry*.

L'appareil primitif ne transportait que six blessés couchés par wagon. Un nouveau modèle vient d'être présenté par l'inventeur, le colonel Bry ; il est en distribution depuis le 22 mars 1889. Il se compose de deux paires de traverses superposées, et suspendues à l'extrémité d'un système élastique. Ce système permet de suspendre jusqu'à 12 *brancards* de blessés par wagon, sur deux étages.

Un personnel spécial (médecins, officiers d'administration, infirmiers), est affecté à ces trains ; ils renferment également le matériel nécessaire à la route. Le fanion de la convention de Genève est arboré sur la première voiture, accompagné du fanion national.

Station de répartition. — Les blessés provenant des ambulances et des hôpitaux de campagne sont ainsi amenés en chemin de fer vers l'intérieur du pays. Il ne reste plus qu'à les répartir dans les hôpitaux du territoire.

A cet effet on a créé, à proximité de la base d'opération, des stations désignées sous le nom de *Stations de répartition*, où les trains d'évacuation subissent un arrêt. Le commissaire militaire qui y réside reçoit chaque jour, par le télégraphe, l'avis du nombre de places disponibles dans les établissements hospitaliers de la région. Il donne en conséquence au train sanitaire sa destination définitive.

III. — Résumé du service en campagne

Nous pouvons maintenant jeter un coup d'œil en arrière, et considérer l'ensemble des échelons divers que nous venons d'énumérer. Il nous suffira de supposer un blessé tombé sur le champ de bataille et d'examiner les différentes formations sanitaires par lesquelles il peut passer, avant d'arriver dans un hôpital du territoire.

Le blessé est :

— Relevé par les brancardiers régimentaires ; transporté sur un brancard au poste de secours du régiment ;

— Pris au poste de secours par les voitures de l'ambulance, et transporté à l'ambulance divisionnaire ;

— Remis le soir ou le lendemain à l'hôpital de campagne qui est venu relever l'ambulance ;

— Dirigé en voiture sur l'hôpital d'évacuation situé à la tête d'étapes de route ;

— Dirigé en voiture sur l'hôpital d'évacuation situé à la station tête d'étapes de guerre ;

— Placé dans un train sanitaire ou dans un convoi de bateaux, et dirigé, à la station de répartition, sur un des hôpitaux du territoire.

Telle sera la filière ordinaire ; mais on a dû voir que le service est organisé également en vue des blessés qui ne pourraient pas la suivre jusqu'au bout.

Les uns, intransportables, seront conservés dans les hôpitaux de campagne et dans les hôpitaux auxiliaires, puis évacués sur les hôpitaux voisins. Les autres, maintenus aux hôpitaux d'évacuation, parce que leur état s'est aggravé, seront, quand la chose sera possible, dirigés sur les hôpitaux les plus proches. Les autres enfin, mis en route et ne pouvant supporter le trajet, seront descendus aux infirmeries de gare ou de gîtes d'étapes, et hospitalisés de même aux environs.

Les hommes sortis des hôpitaux encore fatigués, les malades légers, les éclopés seront reçus dans les dépôts de convalescents et les dépôts d'éclopés, jusqu'à ce qu'ils puissent rejoindre leurs régiments.

IV. — Service de santé pendant les sièges

Nous n'avons pas à insister sur ce point, le service ne différant pas sensiblement de celui qui s'exécute en rase campagne.

Dans l'*Attaque* d'une place, les opérations se faisant au moyen de cheminements couverts et de tranchées, le poste de secours s'appelle *abri de pansement;* l'ambulance s'appelle *ambulance de tranchée:* leurs emplacements *ne sont point* signalés par le fanion de la Croix-Rouge.

Dans la *Défense* d'une place, on installe des infirmeries de fort, des ambulances de secteur, des hôpitaux temporaires. Ces formations sont analogues à celles étudiées plus haut. Il faut seulement se rappeler que les sièges entraînent généralement plus de maladies que de blessures, notamment les maladies consécutives à l'encombrement et à la faim (dysenterie, scorbut, typhus, etc.). En conséquence, on devra veiller, avec plus de soin encore qu'à l'ordinaire, à l'application stricte des mesures hygiéniques.

V. — Hygiène des camps

En campagne, il est de règle d'abriter les hommes, autant que possible, dans les habitations des localités que l'on occupe. On utilise les écuries, greniers, granges, hangars, pour y coucher les hommes. C'est ce qu'on appelle le *Cantonnement*.

Si les abris manquent, les hommes sont *campés*, soit sous la tente, soit en plein air. Cette dernière formation s'appelle le *Bivouac*.

C'est surtout au cantonnement et au bivouac que le médecin militaire doit redoubler de surveillance pour faire respecter les règles de l'hygiène. L'oubli de ces règles peut être la source de graves épidémies, surtout quand le séjour des troupes se prolonge au même endroit, finissant par infecter le sol et les habitations.

L'attention doit se porter surtout sur les eaux et sur les latrines.

Purification des eaux. — Le meilleur procédé est le *Filtrage*. Il ne saurait être question du filtre Chamberland (voir p. 62.) dont l'installation est trop délicate et le débit trop lent pour être utilisé en campagne.

On prend un tonneau défoncé et dressé sur chantier; on le remplit, jusqu'à la moitié de sa hauteur, avec des lits superposés de cailloux, de sable, de charbon en poudre. L'eau filtrée sort par un ajutage et se rend dans un second tonneau pourvu d'un robinet.

Les hommes peuvent filtrer rapidement leur eau en lui faisant traverser une couverture de laine, au fond de laquelle ils placent un lit de sable, de charbon, etc.

Les *eaux séléniteuses*, impropres au savonnage et à la cuisson des légumes, sont purifiées par les cristaux de soude du commerce (carbonate) : une pincée par litre.

Les *eaux simplement troubles* sont clarifiées par l'alun, 0 gr. 10 par litre. Il suffit d'agiter un cristal d'alun dans l'eau trouble pour voir se déposer les particules terreuses.

Toute *eau contenant des matières organiques* doit être sévèrement rejetée. S'il est impossible d'en trouver d'autre, on doit la faire *bouillir*, puis la brasser vigoureusement pour lui restituer l'air qu'elle a perdu.

Feuillées. — On appelle feuillées des tranchées entourées de branchages, qui servent à recevoir les déjections des hommes cantonnés ou bivouaqués.

L'assainissement de ces feuillées est une question capitale : leur mauvais état peut être la cause de la propagation très rapide de la fièvre typhoïde et de la dysenterie. Les fosses doivent être renouvelées le plus souvent possible; on comble soigneusement les anciennes en y projetant de la terre, de l'argile, de la marne Ce procédé de désinfection par la terre pulvérisée est excellent : c'est même le seul qui soit toujours pratique en campagne.

Une instruction du 12 août 1889 règle la construction des feuillées aux grand'-haltes, bivouacs, campements, gîtes d'étapes et cantonnements. Le fossé doit être un sillon étroit, de la largeur de la pelle réglementaire. L'homme doit se placer à califourchon, les pieds l'un à droite, l'autre à gauche de la fosse; et faire tomber, avant de quitter la feuillée, un peu de terre meuble avec le pied, en utilisant les déblais déposés sur les côtés.

Ces fosses doivent être désinfectées avec une solution de sulfate de fer (1 0/0); ou un lait de chaux (1 kilogr. de chaux vive pour 1 litre d'eau).

Une autre instruction du 28 avril 1888 (Annexe 9), donne un plan de *Latrines de campagne*. Ce modèle peut servir pour les cantonnements prolongés, et surtout pour les formations sanitaires de campagne : hôpitaux de campagne, infirmeries de gare, etc.

En définitive, ces installations sont fort rudimentaires. Toutes les fois qu'on le pourra, il vaudra mieux recourir aux *tinettes mobiles*. Les matières y seront mélangées de terre ou de paille hachée, et vidées au loin chaque jour.

Animaux ; parc aux bestiaux. — L'emplacement en plein air réservé aux animaux sera nettoyé et gratté au moins une fois par jour ; les fumiers et litières enlevés régulièrement. En cas de stationnement prolongé, les animaux seront déplacés et le sol assaini.

Abattoirs. — A grande distance du campement, sous le vent. — Veiller surtout à ce qu'ils ne s'établissent pas en amont des cours d'eau. — Faire jeter les déchets, tripes, cornes, etc., dans des fosses recouvertes tous les jours. En cas d'épizootie, faire enfouir les cadavres dans des fosses profondes, en les recouvrant de chaux vive.

VI. — Inhumations

Nous terminerons ce qui concerne le service de l'arrière, en rappelant quelques prescriptions du règlement au sujet des inhumations sur le champ de bataille.

Les inhumations doivent être faites le plus promptement possible.

L'emplacement des fosses doit être choisi de façon que l'eau potable du voisinage ne soit pas altérée, et que les habitations ne puissent pas être incommodées par les émanations ; il doit être, par conséquent, à une certaine distance des habitations, des routes, des sources et cours d'eau. On évitera, avant tout, les terrains marécageux ou même humides, l'expérience ayant démontré que la décomposition des corps s'y fait mal.

Les fosses sont creusées à une profondeur d'au moins 2 mètres. On ne doit pas ranger dans une même fosse plus de six corps sur deux rangées. On recouvre les corps de chaux vive, de charbon de bois, de cendres, de scories de machines à vapeur.

On sèmera sur les fosses de la luzerne, du chanvre, de l'avoine ou des plantes dont la croissance rapide absorbe les gaz de la putréfaction.

Dans la zone de l'arrière, on soumettra à des travaux de désinfection sérieux les endroits où se sont faites des inhumations précipitées. Les directeurs des étapes désigneront, à cet effet, des Commissions de désinfection. Les instructions spéciales émaneront du médecin-inspecteur général.

Dans les places assiégées, les inhumations devront être l'objet des précautions les plus minutieuses.

CHAPITRE XII

Secours aux blessés. — Appareils improvisés

Nous résumerons ici :

1° Les accidents ordinaires observés pendant les marches, et auxquels les médecins auxiliaires doivent savoir parer ;

2° Les premiers soins à donner aux blessés, avec l'indication des principaux accidents en présence desquels on peut se trouver ;

3° Les ressources mises à la disposition du médecin militaire sur le champ de bataille ;

4° Le moyen de suppléer à ces ressources au cas où l'on en serait privé.

I. — Accidents des marches

1° *Excoriations.* — Dès les premiers jours de route, un grand nombre d'hommes sont atteints d'ampoules, d'excoriations, d'œdème des pieds, etc. Ce sont ces hommes qui, pour la plupart, seront envoyés aux dépôts d'éclopés.

La cause de ces accidents est presque toujours une chaussure trop serrée ou une transpiration trop abondante.

Le traitement est simple et surtout préventif : bon choix et bon entretien de la chaussure, lavage et graissage des pieds. Si l'excoriation est profonde : repos, pansement à l'alcool camphré, à l'eau phéniquée, à l'eau blanche, cuirasse de diachylon, etc.

2° *Insolations, coups de chaleur.* — Les accidents produits par la chaleur sont fréquents, et quelquefois frappent un grand nombre d'hommes à la fois. On les rencontre non seulement dans les marches, mais aussi dans les revues, les exercices, etc. Les rayons solaires n'en sont pas le facteur unique ; il faut éga-

biscuit et des conserves, l'intempérance.

Ces accidents peuvent revêtir la forme dysentérique ou la forme cholérique.

Pour les éviter, on distribue à tout homme entrant en campagne une ceinture de flanelle. On recommande aux soldats de ne pas boire d'eau froide quand ils sont en sueur; de s'abstenir de fruits non mûrs, d'alcool, etc.

Le médecin de régiment a, dans la cantine n° 1, pour traiter ces accidents, une série de médicaments, tels que: sulfate de magnésie, bismuth, laudanum, thé, etc., etc.

II. — Premiers soins à donner aux blessés

En présence d'un blessé sur le champ de bataille, on doit:

1° *Le ranimer*, au cas où il aurait perdu connaissance. Il ne faut pas croire trop promptement à la mort; l'hémorragie, l'épuisement peuvent produire la syncope et un état de mort apparente. Un bon signe à rechercher est l'état de la pupille: si elle se contracte encore à la lumière, le blessé peut être ranimé. On connaît les moyens usuels : aspersion, flagellation avec des linges mouillés, — aspiration de sels ou d'odeurs fortes, — et surtout *respiration artificielle ;*

2° *Le désaltérer*. La soif est une des plus grandes tortures des blessés : elle est due à la spoliation du liquide de l'organisme par la perte de sang, à la fièvre du combat, etc. — Nous savons que les infirmiers et brancardiers régimentaires sont porteurs d'un bidon d'un litre destiné à cet office ;

3° *Le placer dans une bonne position*. Le blessé est trouvé gisant au hasard de sa chute ; le poids du corps peut porter sur le membre atteint ; le nez, la bouche peuvent être souillés de boue, de terre, de caillots. — On donnera au blessé une position rationnelle ; on débarrassera sa face des corps étrangers ; on relâchera la cravate, la ceinture, le pantalon, etc. ;

4° *Constater le siège de la blessure*. Ceci dans le cas seulement où un pansement immédiat est indispensable. On doit toucher le moins possible aux plaies, surtout sur le champ de bataille : ce n'est pas là le lieu des explorations minutieuses, et les brancardiers doivent être exercés à ne pas mettre inutilement leurs mains, qui à ce moment seront certainement malpropres, sur les blessures. Au poste de secours, il n'en est pas de même ; on y doit, autant que possible, appliquer un pansement provisoire, et on possède d'ailleurs les moyens de s'entourer de précautions antiseptiques.

La blessure constatée est simple ou compliquée.

Si elle est simple, il suffit de la recouvrir d'un pansement ordinaire.

Si elle est compliquée, on se trouve le plus ordinairement en présence d'une *fracture* ou d'une *hémorragie*.

Par suite, l'intervention du chirurgien sur le champ de bataille consiste presque exclusivement dans un des trois actes suivants : — Pansement d'une plaie simple ; — Immobilisation d'une fracture ; — Arrêt d'une hémorragie.

Nous allons examiner quels sont les moyens pratiques de remplir ces indications.

III. — Ressources à la disposition du médecin de première ligne

1° *Pansement des plaies.* — Pour assurer le pansement des *plaies* du champ de bataille, nous avons à notre disposition : — les équipements des brancardiers, — les équipements des infirmiers, — le contenu des cantines médicales et des paniers de réserve.

Les brancardiers portent dans leurs musettes du linge, des bandes et de la charpie antiseptique.

Les infirmiers portent les mêmes objets dans le tiroir de leur sac ; ils ont, en outre, dans leurs cartouchières une solution-mère d'acide phénique, de l'iodoforme, de la vaseline.

Les cantines et paniers de réserve renferment un approvisionnement analogue, mais en quantité beaucoup plus considérable. Outre la solution concentrée d'acide phénique, il existe une solution concentrée de sublimé, une provision d'alcool camphré, enfin de la gaze, de l'ouate comprimée, etc.

Rappelons ici, pour mémoire, aux médecins auxiliaires, l'importance de l'antisepsie en campagne. Toute plaie exposée à l'air est dans de mauvaises conditions, tant au point de vue de sa cicatrisation, qu'au point de vue de l'infection possible de l'organisme. Une plaie doit donc être rendue : soit *aseptique*, c'est-à-dire débarrassée des germes qui peuvent s'y être déposés ; — soit *antiseptique*, c'est-à-dire mise dans un état tel, que les germes ne puissent s'y développer.

Le pansement doit être antiseptique, même sur le champ de bataille. L'iodoforme et les liqueurs citées plus haut : (acide phénique, sublimé, alcool camphré), répondront à cette exigence. Quant à la charpie, *toute la charpie de nos approvisionnements est antiseptique.* Elle a d'abord été désinfectée, puis a subi une préparation spéciale au sublimé, à l'acide phénique ou à l'acide borique ; enfin elle a été comprimée par petits paquets renfermés dans une enveloppe de parchemin. Nous avons ainsi à notre disposition trois espèces de charpie, l'une à enveloppe blanche (charpie phéniquée), l'autre à enveloppe bleue (charpie boriquée) la troisième à enveloppe rouge (charpie bichlorurée).

Le pansement d'une plaie simple sera

donc le suivant : laver et nettoyer la plaie avec une solution antiseptique ; enlever les corps étrangers accessibles, sans faire d'explorations profondes ; recouvrir la plaie de charpie antiseptique imbibée de la solution ; entourer le membre d'ouate ; fixer le tout au moyen d'un bandage.

Dans le cas où les vêtements du blessé mettraient obstacle à l'exploration et au pansement, il faut savoir que chaque trousse d'infirmier renferme une paire de ciseaux de Vézien, ciseaux courbes à lames très fortes, destinés à fendre les vêtements, à couper les bottes, basanés, courroies, etc.

2° *Arrêt des hémorragies.* — L'arrêt d'une hémorragie peut se faire au poste de secours par la ligature de l'artère blessée ; mais, sur le champ de bataille, il n'existe qu'une ressource : la compression. On doit comprimer le plus promptement possible l'artère à la racine du membre, soit à l'aide d'une pelote, soit à l'aide d'un garrot. A cet effet, chaque brancardier porte dans sa musette une *pelote compressive de Larrey*, munie d'un lac à boucle. — Il existe, en outre, dans la boîte de chirurgie, une *pelote à tourniquet*, munie d'un lac analogue. Quatre autres de ces pelotes se trouvent dans les paniers de réserve.

Nous supposons la recherche de l'artère et les détails de la compression assez connus du lecteur pour n'avoir pas à insister sur ces points. Les autres modes de compression (garrot, tourniquet), seront indiqués aux appareils improvisés.

3° *Immobilisation des fractures.* — Toute fracture d'un membre exige l'immobilisation de ce membre, et par suite, l'application d'un appareil.

Les brancardiers ne possèdent, dans leur musette, ni attelles, ni pièces propres à la construction d'un appareil ; ils seront donc toujours forcés d'immobiliser les fractures à l'aide d'appareils improvisés.

Les infirmiers portent un *étui à attelles* qui renferme : — un grand linge (drap fanon pour cuisse) ; — 2 attelles en bois pour fracture du bras ou de l'avant-bras ; — 4 attelles en bois avec gaîne en fer-blanc, pouvant s'emboîter et immobiliser un membre inférieur ; —2 attelles en fil de fer pour le membre supérieur ; — 3 lacs en treillis avec boucles.

Les cantines médicales et paniers de réserve possèdent : — un appareil de Scultet tout préparé pour la jambe ; — 8 attelles articulées pour la cuisse ; — 6 attelles en bois pour la jambe ; — 15 attelles pour le bras ; — 2 attelles palmaires ; — 12 attelles en fil de fer ; — 8 gouttières en fil de fer pour la jambe ; — 8 autres pour la cuisse et 12 coussins matelassés.

Telles sont les ressources disponibles réglementairement pour les secours à donner sur le champ de bataille. Mais il faut prévoir, qu'elles pourront s'épuiser ou ne pas se trouver sous la main au moment voulu. Le médecin doit donc savoir y suppléer.

IV. — Appareils improvisés

Nous avons supposé le blessé ramené au poste de secours sur un brancard. Mais le brancard peut manquer.

Les brancardiers doivent être exercés, en conséquence, à transporter leur blessé à bras. Deux hommes sont indispensables, surtout si la distance est un peu longue. Selon le cas, le blessé sera placé en position assise, (les porteurs formant une espèce de siège avec deux mains, ou les quatre mains entrelacées), ou en position couchée (un porteur à la tête, un aux pieds). Pour un long trajet on devra recourir aux brancards improvisés.

1° *Brancards improvisés.* — On remplacera le brancard par des objets de forme analogue qui se rencontrent partout : par exemple une claie, une porte, une échelle, une planche large, une civière à fumier. — Si ces objets eux-mêmes font défaut, on peut encore aisément fabriquer un brancard à l'aide de deux perches ou de deux fusils, reliés par la couverture, la toile de tente, le sac à distribution, la capote, les courroies, etc.

Ce qui a trait aux voitures improvisées pour le transport des blessés a été exposé plus haut (p. 175).

2° *Compression improvisée.* — Les pelotes compressives sont avantageusement remplacées par les garrots et les tourniquets. Le *Garrot* est un lien circulaire disposé autour du membre et exerçant une pression sur l'artère. Trois choses sont nécessaires pour le confectionner : un corps dur (bande roulée, caillou), placé sur le trajet de l'artère et faisant la compression ; — un lien (mouchoir, bande, cravate), appliquant le corps dur sur l'artère ; — un bâtonnet, passé sous le lien et tourné sur lui-même un nombre de fois suffisant pour assurer la striction. — *Le Tourniquet à baguettes.* Se compose de deux bâtonnets parallèles, écartés l'un de l'autre de quelques centimètres et réunis à leurs extrémités par une ficelle. Un des bâtons se place sur l'artère, perpendiculairement à sa direction ; l'autre bâton est appliqué de la même manière au point diamétralement opposé ; les extrémités sont rapprochées à l'aide des ficelles jusqu'à ce que le calibre de l'artère soit oblitéré.

3° *Appareils à fracture improvisés.* — Ce sont les seuls en usage sur les champs de bataille.

Remarquons d'abord que les fractures du membre supérieur peuvent ordinairement se passer d'appareil : une écharpe suffit. L'écharpe sera faite au moyen d'une cravate, d'un mouchoir, d'une pièce d'étoffe quelconque. A la rigueur on pourra immobiliser le bras en passant la main du blessé dans la capote en partie déboutonnée.

L'appareil est indispensable pour les fractures du membre inférieur. Pour un appareil, il faut trois choses :

a) *Tuteurs ou attelles*. Les attelles doivent avoir une longueur appropriée au membre fracturé. Pour la jambe, on choisira deux bâtons, deux branches d'arbres, deux planchettes, allant du genou au talon. Pour la cuisse, l'attelle externe sera taillée assez longue pour dépasser le talon, et le pied sera fixé, de manière à éviter son renversement en dehors.

Il est deux genres d'attelles qu'on trouve toujours sur les champs de bataille : ce sont les fusils et les sabres. Deux sabres-baïonnettes peuvent servir d'attelles pour les fractures de la jambe. Un fusil, préalablement déchargé, est assurément la meilleure attelle externe qu'on puisse improviser pour une fracture de cuisse, la crosse est dirigée en haut et appuyée sur la hanche. Si l'on ne peut trouver une attelle interne assez longue, on utilisera comme attelle le membre sain, et on le fixera au membre fracturé par trois ou quatre liens circulaires.

b) *Lacs ou liens* destinés à fixer et à maintenir les attelles. Ils abondent sur le champ de bataille ; on prendra les courroies des sacs, les cravates, les ceintures, les mouchoirs, les bandes contenues dans les musettes, etc., etc.

c) *Coussins*. On doit chercher à rendre la pression de l'attelle sur le foyer de la fracture aussi douce que possible. Les attelles seront donc roulées dans un morceau d'étoffe, dans une pièce de vêtement. Pour les fractures de jambe, on se servira avantageusement de la couverture du blessé : les deux bords en sont roulés autour des attelles, la partie médiane forme ainsi une gouttière dans laquelle repose le membre. La couverture peut encore être pliée dans le sens de sa longueur et appliquée en forme d'étrier, la partie moyenne sous le talon les deux extrémités longeant les faces du membre. Enfin, on utilisera comme coussins des matériaux qui se trouvent partout en pleine campagne, tels que mousse, herbe, foin, paille, etc.

Les renseignements qui précèdent ne sont que l'indication de ce qui peut être exécuté ; en fait d'improvisation, on doit laisser une grande latitude à l'adresse et à l'intelligence de celui qui imagine l'appareil.

Il est aussi bien entendu que ceci s'applique uniquement au champ de bataille et aux postes de secours, c'est-à-dire à la première place de pansement. Dans les ambulances et les hôpitaux de campagne, on aura souvent le temps, et toujours les ressources nécessaires pour faire de la chirurgie moins élémentaire. Il ne s'agira plus alors d'improviser des appareils, mais d'appliquer avec méthode ceux dont les éléments sont contenus dans les approvisionnements : plâtre, silicate, ouate, gouttières, etc.

CHAPITRE XIII

Convention de Genève. — Sociétés de secours aux blessés

Les plénipotentiaires des différentes puissances européennes ont signé à Genève, le 22 août 1864, une convention pour l'amélioration du sort des militaires blessés dans les armées en campagne.

Quelques clauses de cette convention ayant prêté à la discussion, elle fut complétée par *cinq articles additionnels*, en date du 20 octobre 1868.

Nous donnons ici le texte de la convention, en intercalant les articles additionnels à la suite des articles primitifs auxquels ils se rapportent.

Article premier. — Les ambulances et les hôpitaux militaires seront reconnus neutres, et, comme tels, protégés et respectés par les belligérants, aussi longtemps qu'il s'y trouvera des malades et des blessés. — La neutralité cesserait, si ces ambulances ou ces hôpitaux étaient gardés par une force militaire.

(Art. add. 3. — La dénomination d'ambulance s'applique aux *hôpitaux de campagne* et autres établissements temporaires qui suivent les troupes sur les champs de bataille, pour y recevoir des malades et des blessés.)

Art. 2. — Le *personnel* des hôpitaux et des ambulances, comprenant l'intendance, les services de santé, d'administration, de transport des blessés, ainsi que les aumôniers, participera au bénéfice de la neutralité, lorsqu'il fonctionnera, et tant qu'il restera des blessés à relever ou à secourir.

Art. 3. — Les personnes désignées dans l'article précédent pourront, même après l'occupation par l'ennemi, continuer à remplir leurs fonctions, dans l'hôpital ou l'ambulance qu'elles desservent, ou se retirer pour rejoindre le corps auquel elles appartiennent. — Dans ces circonstances, lorsque ces personnes cesseront leurs fonctions, elles seront remises aux avant-postes ennemis par les soins de l'armée occupante.

(Art. add. 1. — Le personnel désigné dans l'article 2 de la convention continuera, après l'occupation par l'ennemi, à donner, dans la mesure des besoins, ses soins aux malades et aux blessés de l'ambulance ou de l'hôpital qu'il dessert. — Lorsqu'il demandera à se retirer, le commandant des troupes occupantes fixera le moment de ce départ, qu'il ne pourra toutefois différer que pour une courte durée, en cas de nécessités militaires).

(Art. add. 2. — Des dispositions devront être prises par les puissances belligérantes pour assurer au personnel neutralisé, tombé entre les mains de l'armée ennemie, la jouissance intégrale de son traitement).

Art. 4. — Le *matériel des hôpitaux militaires* demeurant soumis aux lois de la guerre, les personnes attachées à ces hôpitaux ne pourront, en se retirant, emporter que les objets qui sont leur propriété particulière. — Dans les mêmes circonstances, au contraire, *l'ambulance conservera son matériel.*

(On a vu que l'article additionnel 3 étend cette dernière disposition aux postes de secours et aux hôpitaux de campagne).

Art. 5. — Les habitants du pays qui porteront secours aux blessés seront respectés et demeureront libres. — Les généraux des puissances belligérantes auront pour mission de prévenir les habitants de l'appel fait à leur humanité, et de la neutralité qui en sera la conséquence. — Tout blessé recueilli et soigné dans une maison y servira de sauvegarde. L'habitant qui aura recueilli chez lui des blessés sera dispensé du logement des troupes, ainsi que d'une partie des contributions de guerre qui seraient imposées.

(Art. add. 4. — Il est expliqué que pour la répartition des charges relatives au logement des troupes et aux conditions de guerre, il ne sera tenu compte que dans la mesure de l'équité, du zèle charitable déployé par les habitants).

Art. 6. — Les militaires blessés ou malades seront recueillis et soignés, à quelque nation qu'ils appartiendront. — Les commandants en chef auront la faculté de remettre immédiatement aux avant-postes ennemis les militaires blessés pendant le combat, lorsque les circonstances le permettront, et du consentement des deux partis. — Seront renvoyés dans leur pays ceux qui, après guérison, seront reconnus incapables de servir. — Les autres pourront être également renvoyés, à la condition de ne pas reprendre les armes pendant la durée de la guerre. — Les évacuations, avec le personnel qui les dirige, seront couvertes par une neutralité absolue.

(Art. add. 5. — Par extension de l'article 6 de la convention, il est stipulé, que, sous la réserve des officiers, dont la possession importerait au sort des armes, et dans les limites fixées par le deuxième paragraphe de cet article, les blessés tombés entre les mains de l'ennemi, lors même qu'ils ne seraient pas reconnus incapables de servir, devront être renvoyés dans leur pays après guérison, ou plus tôt, si faire se peut, à la condition toutefois de ne pas reprendre les armes pendant la durée de la guerre).

Art. 7. — Un *drapeau* distinctif et uniforme sera adopté pour les hôpitaux, les ambulances et les évacuations. Il devra être, en toutes circonstances, accompagné du drapeau national. — Un *brassard* sera également admis pour le personnel neutralisé ; mais la délivrance en sera laissée à l'autorité militaire. — Le drapeau et le brassard porteront : croix rouge sur fond blanc.

Art. 8. — Les détails d'exécution de la présente convention seront réglés par les commandants en chef des armées belligérantes, d'après les instructions de leurs gouvernements respectifs, et conformément aux principes généraux énoncés dans cette convention.

Art. 9. — Les hautes puissances contractantes sont convenues de communiquer la présente convention aux gouvernements qui n'ont pu envoyer des plénipotentiaires à la conférence internationale de Genève, en les invitant à y accéder : le protocole est à cet effet laissé ouvert.

En exécution de ces dispositions, le matériel sanitaire de campagne (voitures, cantines, caisses, ballots) porte soit le drapeau, soit l'insigne de la Croix-Rouge.

Le personnel porte le brassard. Le brassard doit toujours rester visible : il est porté en même temps sur le dolman ou la veste et sur la capote ou le manteau. Les brassards portent un numéro de série ; *ils sont en outre estampillés* du cachet du directeur du service de santé du corps d'armée. Cette même estampille doit figurer sur les brassards qui seront distribués aux membres des Sociétés civiles de secours.

Sociétés civiles de Secours

Une autre conséquence de la convention de Genève a été la création, dans chaque pays, de Sociétés d'assistance volontaire, connues sous la dénomination uniforme de *Sociétés de la Croix-Rouge*.

En France, la *Société française de Secours aux blessés des armées de terre et de mer* est la première en date. Elle a été reconnue d'utilité publique le 23 juin 1866 et réglementée par un décret du 3 juillet 1884. Actuellement, son siège est à Paris, rue Matignon, n° 19 ; elle a pour président M. le maréchal de Mac-Mahon.

L'Association des Dames françaises siège boulevard des Capucines, n° 24. Cette Société a été créée en 1879, grâce à l'initiative du docteur Duchaussoy. Elle a été reconnue d'utilité publique le 23 avril 1883 et réglementée par décret du 16 novembre 1886. Elle a pour but, non seulement de secourir les blessés militaires, mais encore de venir en aide aux blessés civils dans les calamités publiques (tremblements de terre, inondations, incendies, épidémies, etc.).

L'Union des Femmes de France siège rue de la Chaussée-d'Antin, n° 29. Elle a pour présidente actuelle, Mme Kœchlin-Schwartz et pour secrétaire général le docteur Bouloumié. Elle a été reconnue comme établissement d'utilité publique le 6 août 1882 et réglementée militairement par décret du 21 décembre 1886.

Ces trois Sociétés concourent à un but unique : secourir les malades ou blessés. Néanmoins les règlements qui les concernent diffèrent en un point important :

La Société française de Secours aux blessés est autorisée à prêter son concours *au service de l'arrière, en ce qui concerne les trains d'évacuation, les infirmeries de gare et les hôpitaux auxiliaires du théâtre de la guerre.* — L'Association des Dames françaises et l'Union des Femmes de France *ne peuvent donner leur concours au service de l'évacuation.* Leur intervention est limitée *au service du territoire.*

Il est spécifié en outre que toutes les associations qui pourraient se former dans le même but et qui ne seraient pas reconnues comme établissements d'utilité publique devront être rattachés *à la Société française de Secours aux blessés.* Sont exceptées de cette disposition les ambulances locales dont l'action ne s'étend pas hors de la commune, et qui demeurent d'ailleurs sous la surveillance des généraux commandant le territoire.

A part ces différences, les trois Sociétés sont soumises à un règlement identique. Leur rôle principal est de créer des *hôpitaux auxiliaires.* Nous avons vu combien ces hôpitaux auxiliaires seront utiles pour relever les hôpitaux de campagne et leur rendre leur mobilité. Il est bien entendu que le concours des Sociétés *ne peut pas s'étendre au service de première ligne.*

Nul ne peut être employé dans les

Sociétés s'il n'est Français ou naturalisé, et dégagé de toutes les obligations militaires.

Dans chaque région de corps d'armée, un *délégué régional* représente la Société et correspond avec le général commandant, par l'intermédiaire du directeur du service de santé. Les Sociétés sont donc placées, pour l'accomplissement de leur mission, *sous l'autorité du commandement et des directeurs du service de santé.*

Le personnel des Sociétés est porteur du brassard de la Croix-Rouge, avec le numéro de série et l'estampille du directeur du service de santé. Il est délivré en même temps une *carte nominative* portant le même numéro que le brassard. Tout porteur de brassard doit être constamment muni de cette carte.

Aucun établissement hospitalier ne peut être créé sans une entente préalable avec l'autorité militaire. La fermeture d'un établissement reste soumise à la même formalité.

La Société est tenue de fournir, avec ses propres ressources, le matériel, les denrées et objets de consommation nécessaires. Par exception, l'administration militaire peut lui venir en aide, contre remboursement.

Le service se rapproche autant que possible du service des hôpitaux militaires.

La Société reçoit une indemnité de un franc par journée de traitement.

Les délégations des Sociétés de secours étrangères ne peuvent être admises à fonctionner *concurremment avec la Société française* (ceci est spécial à cette Société), que sur une autorisation formelle du Ministre de la guerre et avec la réserve de se placer sous la direction de cette Société.

Une note ministérielle du 18 août 1879 détermine, sur la demande de la Société française de secours, le costume et les insignes du personnel actif employé par cette Société. Sans entrer dans les détails, nous devons l'indiquer rapidement :

Costume complet en drap gros bleu, à boutons dorés ;

Casquette anglaise, avec croix rouge sur fond blanc au turban ;

Manteau, avec croix rouge sur la poitrine.

Les insignes sont des croix d'or au collet, variant de 6 à 1, suivant les grades. Ces croix d'or sont brodées sur drap pour les délégués, sur velours cramoisi pour les médecins, sur velours vert pour les pharmaciens, sur velours noir pour les aumôniers ; elles sont d'argent sur drap pour les comptables. Elles sont répétées sur la casquette et sur le collet de la capote.

CHAPITRE XIV

Conseils pratiques

Nous terminerons en répondant à quelques questions pratiques qui peuvent embarrasser les médecins auxiliaires.

1° *A quelles formations sanitaires sont-ils affectés ?* — Au service régimentaire (1 médecin auxiliaire par bataillon d'infanterie ; 1 par compagnie dans les bataillons de chasseurs alpins); — aux groupes de batteries divisionnaires d'artillerie, aux groupes de batteries de corps et aux groupes de batteries de division de cavalerie indépendante (1 médecin auxiliaire par groupe).

Au service de l'évacuation (1 médecin auxiliaire par train sanitaire).

2° *Quand sont-ils appelés, et comment ?* —Ils peuvent être appelés, soit en temps de paix (manœuvres, exercices, etc.), — soit en guerre, lors de la mobilisation générale. Ils n'ont pas de lettres de service ; leur nomination et leur affectation sont mentionnées sur leur livret militaire, par les soins du bureau de recrutement de leur domicile.

a). — En temps de paix, ceux affectés à des corps de troupe répondent à l'affiche générale de convocation de leur classe. — Ceux affectés à des services particuliers, ou à la suite, sont convoqués par ordre d'appel individuel à une section d'infirmiers.

b). — En cas de mobilisation générale, ils répondent à l'ordre d'appel de leur livret. Cet ordre leur indique à quel endroit ils doivent rejoindre, quel jour, et à quelle heure.

3° *Comment se mettent-ils en route ?*

a). — En temps de paix, ils se rendent à la gare et présentent leur livret au guichet. Il leur est délivré un billet au tarif du 1/4 de place. Les avances qu'ils font pour payer leur place leur sont remboursées par les soins du corps, à leur arrivée.

b). — En temps de guerre, dès que la mobilisation est prescrite, les réservistes ou territoriaux convoqués sont embarqués sans rien débourser, sur la simple présentation de leur livret.

4° *Que font-ils, arrivés à destination?* — Ils se rendent au quartier, et se présentent à leur chef de corps ou de service. Ainsi, dans un régiment, le médecin auxiliaire se présentera au colonel, à la salle du rapport; il se présentera ensuite au médecin-major chef de service. Dans un hôpital, il se présentera au médecin-chef. S'il est convoqué dans un chef-lieu de corps d'armée, c'est pour lui un devoir de déférence de se présenter au médecin-directeur du service de santé du corps d'armée.

5° *Tenue et linge.* — L'uniforme a été décrit en détail au chapitre Ier. Les médecins auxiliaires sont libres de se le procurer à leurs frais: sinon il y est pourvu par les soins du corps, à leur arrivée. — Ils doivent apporter leur linge personnel.

6° *Moyens de transport.* — Ils ont droit à 1/2 cantine pour le transport de leurs effets. Les médecins auxiliaires affectés à des corps de troupe partageront la cantine de l'adjudant de bataillon. Ceux affectés à d'autres formations sanitaires seront groupés par deux, ou feront cantine commune avec l'adjudant-élève d'administration. — Ces cantines leur seront distribuées à leur arrivée au corps. — Il faut savoir qu'elles sont de dimensions restreintes ; la 1/2 cantine qui est allouée sera remplie avec une chemise de flanelle, trois paires de chaussettes, deux caleçons, dix mouchoirs, une paire de chaussures de rechange. — La question de la chaussure est capitale ; on ne devra emporter que des brodequins lacés solides, et déjà éprouvés. — Les autres vêtements seront neufs et amples. — Nous recommandons aussi de faire l'acquisition d'une sacoche de campagne, portée en bandoulière ; elle contiendra les valeurs, les objets de toilette, un peu de linge de rechange, et quelques provisions (chocolat, eau-de-vie, etc.).

7° *Cartes.* — Les médecins auxiliaires n'étant jamais chefs de service, il ne leur est pas alloué de cartes géographiques. Mais comme, en campagne, ils peuvent être attachés à une évacuation ou chargés de la conduite d'un convoi, ils feront bien de s'en procurer dans le commerce, toutes les fois que ce sera possible.

8° *Rations*. — Ils ont droit aux rations de la troupe. Ils vivront le plus habituellement avec les adjudants de leurs bataillons, s'ils sont dans un régiment ; avec les adjudants-élèves d'administration, s'ils sont dans un hôpital ou une ambulance. Le médecin auxiliaire a droit à une ration.

9° *Entrée en campagne*. — Ils ont droit à celle de leur grade d'adjudant, soit : 100 francs. (Décision présidentielle du 6 mai 1883.)

10° *Passage au grade de médecin aide-major*. — Si un officier de santé ou un étudiant en médecine, déjà médecin auxiliaire, s'est fait recevoir docteur en médecine, il se trouve dans la situation d'être promu médecin aide-major de 2e classe dans la réserve ou dans l'armée territoriale.

Il doit, en conséquence, adresser une

demande au général commandant la subdivision. Cette demande spécifiera la qualité de médecin auxiliaire de l'impétrant, le corps ou service auquel il est affecté, d'après la mention qui figure à son livret.

Il y joindra en outre :

Une copie certifiée par l'autorité civile du diplôme obtenu ;

Le certificat d'aptitude qui lui a été délivré lorsqu'il a été nommé à l'emploi de médecin auxiliaire.

Il ressort des instructions ministérielles que ce certificat suffit, et qu'un nouvel examen n'est pas nécessaire.

Les candidats sont proposés au Ministre par les généraux commandant les corps d'armée ; ils sont promus par décret du Président de la République.

Ils sont alors pourvus d'une lettre de service, leur assignant un emploi dans un corps ou service, et spécifiant la date à laquelle ils doivent rejoindre, en cas de mobilisation.

En temps de paix, ils sont convoqués à des périodes d'instruction par ordre d'appel individuel.

11° *Passage au grade de médecin-major*

de 2e classe. — D'après le décret du 18 décembre 1889, les médecins de réserve ou de territoriale ne peuvent être proposés pour le grade de major de 2e classe, s'ils n'ont subi avec succès un *examen* indépendant de celui qui est exigé pour être nommé auxiliaire ou aide-major de 2e classe.

Cet examen, bien que se rapprochant de celui des médecins auxiliaires, en diffère cependant par plus d'un point. Le programme en a été publié au *Bulletin officiel* du 28 décembre 1889.

INDEX ALPHABÉTIQUE

A

	Pages
Abattoirs	188
Absence illégale	49
Accidents des marches	192
Accumulateurs de pression	62
Adjudants-élèves d'administration. 9, 16,	85
Administration de l'armée	33
Aliénés	101
Alimentation à l'hôpital	88
Alimentation à l'infirmerie	70
Ambulances	138
Analyses chimiques	83
Animaux	188
Antisepsie	199
Appareil Bry	180
Appareils improvisés 202.	204
Armée territoriale 28,	32
Armement	18
Artillerie 25,	30
Association des Dames françaises	215
Attelles	205
Aumôniers	114
Autonomie du corps de santé	34

B

Pages

Bains de mer........................ 75, 100
Base d'opérations..................... 164
Bateaux.............................. 177
Bidons....................124, 125, 129
Billet d'entrée......................... 67
Billet de salle.......................... 88
Bivouac.............................. 185
Blessés assis.....................176, 178
Blessés couchés...................176, 178
Blessés intransportables.............. 152
Blessés transportables................ 152
Boni.................................. 72
Brancardiers d'ambulance..........87, 114
Brancardiers régimentaires............ 120
Brancards............................ 128
Brancards improvisés.................. 203
Brassard de brancardier............... 121
Brassard de Genève.................... 213

C

Cacolets............................. 147
Cadre du service de santé.............. 37
Cahier de visite des compagnies........ 64
Cantines médicales................... 126
Cantonnement......................... 184
Carnet à souches..................... 162
Carnet médical....................... 133
Cartes............................... 223
Cartouche de pansement............... 134
Cartouchières médicales.............. 123
Catégories............................ 75
Cavalerie........................25, 30

Pages

Cavalerie indépendante.............. 25
Certificat d'origine de blessures........ 91
Chapelle de campagne............114, 144
Comité technique de santé.... 53
Commandant de gare................. 167
Commandant d'étapes................. 167
Commandement......... 27
Commissaire de gare..... 167
Commission de réforme............... 93
Compte rendu mensuel statistique...... 104
Composition de l'armée.......... 29
Composition du corps d'armée. 23
Compression improvisée............... 203
Conducteurs des voitures médicales..... 121
Congélations.......... 194
Congés.......................... 49
Congé de convalescence. 75, 90
Congé de réforme n° 1............ ... 91
Congé de réforme n° 2............... 93
Conseils pratiques.................. 220
Contagieux....................... 171
Contrôle.......... 33
Convention de Genève............... 208
Convois d'évacuation. 168
Convois par eau...................... 177
Convois par voies ferrées............ 178
Correspondance 47, 77
Coussins........................ 206

D

Décès...........................75, 96
Demandes de médicaments........... 73
Démission..................... 14
Dépôts de convalescents............. 172

Pages

Dépôts d'éclopés........................ 172
Désinfections........................... 105
Diarrhées............................... 194
Directeur des étapes.................... 167
Directeur général des chemins de fer et des étapes....................165, 166
Direction au ministère.................. 52
Direction dans les corps d'armée.40, 54, 110
Direction dans les établissements hospitaliers..........................40, 83
Direction générale du service de santé.. 39
Discipline.......................15, 42
Division du territoire.................. 23
Divisions de cavalerie indépendante.... 25

E

Eaux.................................... 61
Echelle de gravité des blessures....... 94
Ecole d'administration.................. 85
Ecole de Lyon........................... 56
Ecole du Val-de-Grâce................... 58
Embarras gastriques..................... 194
Employés militaires..................... 46
Enregistrement des bons................. 76
Entrée des malades à l'hôpital.......... 88
Entrée en campagne...................... 224
Equipement d'infirmier régimentaire..... 122
Equipement de brancardier régimentaire. 125
Etats-majors.........................26, 31
Etat statistique annuel................. 104
Etui à attelles.....................123, 201
Etuve à désinfection.................... 105
Evacuations............................. 173
Examen d'aptitude....................... 18

Pages

Excoriations ... 192
Expertises ... 83

F

Fanions d'ambulance ... 128
Feuillées ... 186
Fiche de diagnostic ... 132
Filtrage ... 185
Filtres Chamberland ... 62
Fonctionnaires militaires ... 45
Formulaire pharmaceutique ... 89
Fourgons du service de santé ... 144
Fourgons ordinaires ... 145
Fractures ... 201

G

Garrot ... 204
Gendarmerie ... 32
Génie ... 26, 31
Gestion ... 40, 85
Gestionnaire ... 85
Gîte d'étapes ... 166
Gratification renouvelable ... 92
Groupes d'artillerie ... 26

H

Hémorragies ... 200
Hiérarchie militaire ... 42
Hôpitaux auxiliaires ... 169, 171
Hôpitaux civils ... 98
Hôpitaux d'eaux minérales ... 99

Pages

Hôpitaux de campagne................ 154
Hôpitaux de campagne immobilisés. 168, 169
Hôpitaux d'évacuation............ 168, 173
Hôpitaux militaires.................. 82
Hôpitaux mixtes ou militarisés......... 96
Hôpitaux requis................. 168, 171
Hygiène des camps................. 184

I

Incorporation...................... 27, 74
Infanterie........................ 23, 29
Infirmerie de gare.............. 168, 175
Infirmerie de gîte d'étapes......... 169, 175
Infirmerie de maison d'écluse..... 169, 175
Infirmerie régimentaire............... 68
Infirmiers.................... 86, 113
Infirmiers commis aux écritures........ 87
Infirmiers de visite.................. 87
Infirmiers d'exploitation............... 87
Infirmiers régimentaires 69, 120
Inhumations 188
Insolations..................... 192
Instituts vaccinogènes............... 102
Intendance....................... 55

L

Lacs............................ 206
Lanternes marines.................. 128
Latrines de campagne................ 187
Litières......................... 147

M

Malades à la chambre.............. 64, 75

Pages

Malades à l'infirmerie 65, 75
Malades à l'hôpital 66, 75
Marques extérieures de respect 44
Masse de l'infirmerie 72
Matériel de réserve 73, 117, 122
Matériel d'une ambulance 142
Matériel d'un hôpital de campagne...... 156
Matériel régimentaire 122
Matériel sanitaire 122
Médecin auxiliaire 7, 9, 115
Médecin-chef d'une division 111, 140
Médecin-chef du service des étapes...... 168
Médecin de régiment 60, 111, 119
Médecin inspecteur 53
Médecins traitants 83
Menus 88
Mobilisation 12, 27
Moyens de transport 223
Musette à pansement 124, 125

N

Neutralité 118, 142, 208
Nomenclature de la statistique 104
Nomenclature des maladies à traiter à l'infirmerie 66
Nomenclature du matériel de l'infirmerie. 72

O

Officiers d'administration 84, 113
Opérations 151
Organisation de l'armée 23

P

Paniers de réserve 127
Pansements 150, 198

Pages

Parc aux bestiaux 188
Pelote de Larrey 128, 200
Permissions 47
Personnel d'une ambulance 141
Personnel d'un hôpital de campagne ... 155
Pharmacie de l'infirmerie 72
Pharmaciens 83, 112
Pharmaciens auxiliaires 8
Pharmacien inspecteur 54
Plaque d'identité 133
Poste de secours 129
Prolongations 49
Pulvérisateurs 106
Punitions 50
Purification des eaux 185

R

Rapport des dix jours 63
Rapport journalier 67
Rations 115
Recensement des médecins auxiliaires .. 10
Récompenses 51
Recrutement des médecins militaires 55
Réforme du matériel 73
Régime ordinaire 70
Régime spécial 70
Registre d'alimentation 72, 76
Registre d'analyses 83
Registres de l'infirmerie 74
Relevés 71
Réquisitions 161
Retraites 94
Révocation 14
Rouleau de secours 77

S

Pages

Sac d'ambulance........................ 78
Sac d'infirmier.......... 123
Salle des convalescents................ 74
Sapeurs-pompiers....................... 32
Section technique...................... 53
Service à l'intérieur............. ... 52
Service de l'avant............ ....109, 119
Service de l'arrière 109, 164
Services divers 26
Services des étapes..... 165
Service en campagne.................... 107
Service extérieur des corps de troupe... 77
Service pendant les sièges............. 183
Sociétés civiles de secours............ 214
Société française de secours aux blessés. 214
Soins aux blessés..................191, 195
Soldats-ordonnances 122
Solde.................... 16
Sortie de l'hôpital.................... 90
Stagiaires............................. 58
Station de répartition................. 181
Station tête d'étapes de guerre... 165
Statistique médicale de l'armée........ 103
Subordination.......................... 42

T

Tarif alimentaire...................... 88
Tentes Tollet.......................... 145
Tête d'étapes de route................. 166
Tinettes mobiles....................... 188

Pages

Tiroir à pansement........................ 123
Tonnelet.................................. 128
Tourniquet à baguettes.................... 204
Train des équipages.............26, 31, 116
Trains sanitaires improvisés.............. 179
Trains sanitaires permanents.............. 178
Traitement des malades.................... 88
Trousse d'infirmier....................... 123
Types des ambulances...................... 139

U

Uniforme.................................. 16
Union des Femmes de France................ 215
Unités collectives........................ 117

V

Vaccinations.............................. 101
Val-de-Grâce.............................. 58
Varioleux................................. 75
Visite des malades........................ 63
Voiture d'administration................... 143
Voiture de chirurgie...................... 143
Voitures de réquisition................... 176
Voitures médicales régimentaires.......... 125
Voitures pour le transport des blessés. 145, 146

TABLE DES MATIÈRES

Pages

INTRODUCTION I

CHAP. I. — Notions générales 7

CHAP. II. — Organisation générale de l'armée 22

CHAP. III. — Discipline et hiérarchie militaires........................... 42

CHAP. IV. — Service de santé à l'intérieur. — *a*) Dispositions générales........ 52

CHAP. V. — Service de santé à l'intérieur. — *b*) Service régimentaire......... 60

CHAP. VI. — Service de santé à l'intérieur. — *c*) Service des hôpitaux.... 81

CHAP. VII. — Service de santé en campagne. — Dispositions générales 107

CHAP. VIII. — Service de santé en campagne. — 1° Service de l'avant. — *a*) Corps de troupe 119

CHAP. IX. — Service de santé en campagne. — 1° Service de l'avant. — *b*) Ambulances................... 138

CHAP. X. — Service de santé en campagne. — 1° Service de l'avant. — *c*) Hôpitaux de campagne.......... 154

CHAP. XI. — Service de santé en campagne. — 2° Service de l'arrière...... 164

Pages

Chap. XII. — Soins aux blessés. — Appareils improvisés..... 191
Chap. XIII. — Convention de Genève. — Sociétés de secours aux blessés..... 208
Chap. XIV. — Conseils pratiques........ 220
Index alphabétique.... 227
Table des matières.................. 237

SAINT-QUENTIN. — IMPRIMERIE J. MOUREAU ET FILS

ntent.com/pod-product-compliance
Group UK Ltd.
eynes, MK11 3LW, UK
726
0001B/183